DE LA
LITHYMÉNIE

OU

DESTRUCTION DES CALCULS VÉSICAUX

PAR

S IRRIGATIONS INTRA-MEMBRANEUSES,

PAR LE DOCTEUR

E.-J.-B. DUMESNIL (de Coutances),

Élève de première classe de l'École pratique,
Membre de la Société anatomique et de la Société médicale d'observation,
Ex-médecin et chirurgien interne des hôpitaux civils de Paris,
Lauréat de la Société royale de médecine de Bordeaux, etc., etc.

Si veritati consonat nostra sententia, gaudeo
sin minus, libenter corrigi me patiar.
BAGLIVI.

IMPRIMERIE

DE HENNUYER ET Cᵉ, RUE LEMERCIER, 24.
Batignolles.

—

1846

TABLE DES MATIÈRES.

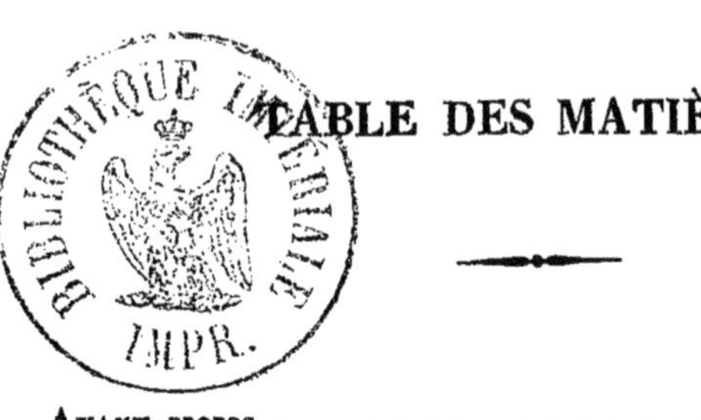

A mon Maître,

Monsieur J. Lisfranc.

E.-J.-B. Dumesnil.

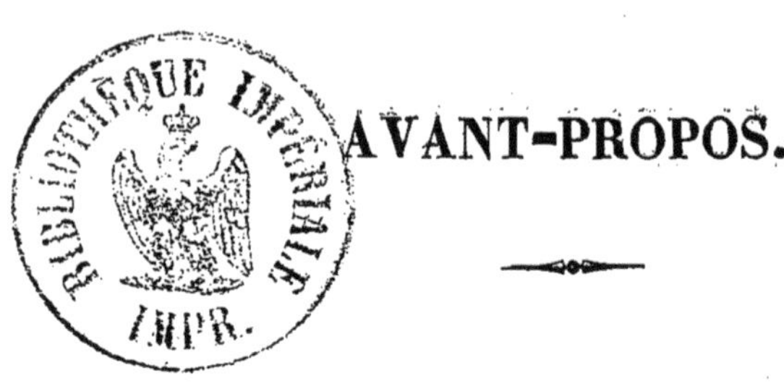

AVANT-PROPOS.

Je propose d'appeler *Lithyménie* (de λίθος, pierre, et ὑμήν, membrane) toute manœuvre opératoire qui consiste à envelopper dans un sac les calculs de la vessie, afin de les attaquer ensuite, soit par les instruments chirurgicaux, soit par les agents chimiques. On dirait donc : Lithyménie par brisement, par trituration, par écrasement, par dissolution, etc., etc. Mais comme je doute que ce procédé préparatoire puisse jamais venir en aide à la lithotritie, je désigne sous ce seul mot « Lithyménie », l'opération qui a pour but de *détruire les concrétions vésicales au moyen de lithontriptiques très-affaiblis et poussés par irrigation dans une poche membraneuse isolante.* Je l'ai pris, parce qu'il est simple, euphonique, et qu'il est impossible d'en choisir un qui rende convenablement la phrase précédente; de plus, il ne fait rien préjuger de la nature des réactifs qui, comme on le verra, ne doivent point être exclusivement cherchés parmi les dissolvants.

D'ailleurs, peu importe le nom, pourvu que cette méthode nouvelle puisse être utile à l'humanité.

Depuis quatre mois, les conclusions de cet ouvrage, des notes et enfin mon Mémoire ont été adressés à MM. les membres de l'Académie royale de médecine de Paris; déjà mon hyménophore a mérité le suffrage de tous ceux qui l'ont vu fonctionner. Si je me décide à publier ce travail, c'est que les nombreuses expériences qu'il me faudra répéter devant la Commission demandent un temps considérable, et que, de l'avis même d'un de MM. les membres de cette Commission, d'autres motifs m'obligent à établir nettement et dès aujourd'hui mes droits à la priorité de ce nouveau mode de traitement des calculs urinaires.

Paris, 3 septembre 1846.

DE LA LITHYMÉNIE

OU

DESTRUCTION DES CALCULS VÉSICAUX

PAR LES IRRIGATIONS INTRA-MEMBRANEUSES.

DES DIVERS TRAITEMENTS DES CALCULS URINAIRES.

La lithotomie a toujours été regardée avec raison comme une des opérations les plus dangereuses de la chirurgie ; de tout temps elle a été abandonnée à des hommes spéciaux, et les médecins les plus distingués de l'antiquité se faisaient une loi de ne pas la pratiquer. Hippocrate dit dans son serment : « *Neque verò calculo laborantes secabo, sed magistris ejus artis id muneris concedam.* » Il n'est donc pas étonnant que l'on ait cherché depuis des siècles d'autres méthodes pour guérir les calculeux.

L'idée des lithontriptiques pris en boisson a dû venir la première, et date même certainement de plus loin que celle de la taille. Pline indique plus de quarante médicaments, qui appartiennent surtout au règne végétal; depuis la rave et la racine d'asperge jusqu'aux petites pierres des éponges, tous brisent, rompent, triturent les calculs et les chassent par les urines. Le naturaliste, il est vrai, ne parle pas d'une seule cure qui ait été opérée par lui ou sous ses yeux; il rapporte sur ce sujet, comme sur beaucoup d'autres, ce qu'il a lu, ce qu'il a entendu, et, après comme avant lui, ces boissons ont été données avec la plus grande confiance.

En se rapprochant de notre temps, il ne manque pas d'une foule d'observateurs qui vantent l'effet de tel ou tel lithontriptique, et qui comptent les succès par centaines. Ces faits apocryphes ont trouvé place dans les ouvrages les plus sérieux : la matière médicale de Haller en est un exemple. Aussi, quand dans le laboratoire on examine directement l'action de ces liquides sur des fragments de calcul, on ne sait que penser du caractère de nos devanciers.

Cependant, hâtons-nous de le dire, la bonne foi de la plupart de ces expérimentateurs ne doit pas être révoquée en doute : les boissons abon-

dantes et diurétiques qu'ils ont prescrites, le ré-
gime qu'ils ont fait observer à leurs malades, cal-
maient les paroxysmes néphrétiques, remédiaient
aux accidents de cystite et procuraient un bien-
être tel , que les calculeux se croyaient débarrassés de la pierre. Bien plus, ce traitement a dû
favoriser fréquemment la sortie des graviers
arrêtés dans les bassinets, les uretères, la vessie,
et on les a pris pour les débris d'un calcul broyé
par le lithontriptique. D'ailleurs, presque jamais
on n'avait constaté la présence d'une concrétion
urinaire par le seul moyen qui ait quelque valeur
dans ce cas. Les malades, qui se croyaient sauvés,
n'auraient point voulu permettre qu'on s'assurât
de la disparition du corps étranger par le cathétérisme. On conçoit bien que de pareilles erreurs
aient été commises, puisque, de nos jours, elles
sont encore possibles. On reproche à la plupart
des observations publiées par M. Petit, à l'appui
de l'action dissolvante des eaux de Vichy, le défaut d'examen par la sonde des calculeux réputés
guéris. Il est très-rare que cet examen ait eu lieu,
même une seule fois; et, alors, on n'ose abuser
d'un acte de complaisance; on va rapidement, et
la concrétion peut bien échapper. Cela est arrivé
à plusieurs praticiens au moment où ils se dispo-
saient à tailler des malades qui étaient réellement

affectés de la pierre; et cependant, les recherches sont alors bien autrement longues et minutieuses. Enfin, la vessie peut être épaissie, endurcie, dans un ou plusieurs points de son étendue; l'on croit sentir un corps étranger; sous l'influence d'une bonne hygiène et des boissons dites lithontriptiques, l'organe recouvre en partie ou en totalité son état normal, et la sonde ne donne plus la sensation qui nous avait trompés.

Il faut avouer pourtant qu'il existe dans les auteurs des assertions bien singulières et qui semblent appuyées par des expériences tentées sur des concrétions, hors les voies urinaires. D'après Allen, Boerhaave disait qu'on pouvait composer avec le pain de seigle un remède propre à dissoudre le calcul le plus dur, et tenir sans danger le menstrue dans le creux de la main. Haller, à l'article *Arbutus uva ursi*, § 1018, rapporte que par la distillation de cette plante on retire une liqueur acide qui attaque les pierres qui s'engendrent dans le corps humain, les réduit à un moindre volume et ramollit du moins ce qu'elle n'en peut dissoudre; que, de 150 qui ont été soumises à cette épreuve, il n'y en a pas eu une seule qui ait échappé à la dissolution. On affirme que l'argentine fait suinter des concrétions urinaires une matière visqueuse, et que le

raisin d'ours agit de la même manière en dissolvant le principe glaireux (*glutinosum humorem*).

Il était très-important pour moi de répéter ces
essais, et pendant plusieurs mois j'ai exprimé les
sucs et fait des décoctions des végétaux les plus
vantés comme lithontriptiques. Outre ceux dont
je viens de parler, j'ai agi avec le houblon qui,
suivant Lobb, dissout en trois jours le calcul le
plus dense; la fleur d'épine blanche, préconisée
par Radclif; les noyaux de néflier qui, d'après
Antoine Mussa Brassavola, brisent et expulsent
les concrétions de la vessie; l'aigremoine, conseillée par le célèbre Hofmann; le céleri, le pied-
d'alouette sauvage (*delphinium consolida*), l'allium
porrum, l'allium ursinum, la pariétaire, etc., etc.

J'ai, de plus, expérimenté avec des plantes
dont la décoction ni même l'infusion n'ont jamais été conseillées en boisson, mais que j'aurais
pu employer sans crainte par une autre méthode,
si j'eusse été assez heureux pour trouver parmi
elles un dissolvant assez énergique. Les renoncu-
lacées et les euphorbiacées m'ont fourni un grand
nombre de leurs espèces; la bryone, le lobelia
urens, le sedum âcre, la chélidoine; enfin tous
les végétaux indigènes qui ont le plus d'activité
sur nos organes, ont été mis à contribution. J'ai
consacré beaucoup de temps à ces travaux pour

arriver à cette conclusion : que les ouvrages four-
millent d'erreurs à ce sujet, et que, s'obstiner à
chercher un agent qui pût avoir de la prise sur
toutes les variétés de calculs, ce serait très-probablement vouloir trouver là pierre philosophale.
Dois-je noter ici l'action si faible d'une forte décoction de raisin d'ours, ou du suc de la racine
de bryone, sur de petits fragments de concrétions urinaires phosphatiques?... Dois-je tenir
compte de l'action un peu plus prononcée de la
feuille de digitale pourprée, bien que cette dernière plante n'ait été indiquée par personne
comme lithontriptique? Aucun de ces menstrues
n'attaque directement la substance terreuse; il n'y
a pas dissolution, mais friabilité; la densité considérable des concrétions d'acide urique ou d'oxalate de chaux s'oppose entièrement à la manifesta-
tion de ce phénomène qui, je le répète, est assez
lent, même sur les calculs les moins durs.

Il ressort pourtant de mes recherches, que la
perspicacité des anciens les avait bien guidés, et
que certains astringents sont, après tout, parmi
les végétaux, les moins mauvais lithontriptiques.
L'acide tannique est peut-être, en effet, le seul
de tous les acides qui attaque la matière organique des calculs, et j'ai vu que les concrétions
phosphatiques jetées dans sa solution devien-

nent très-molles et finissent par s'y transformer en une sorte de bouillie; mais celles d'une autre espèce sont réfractaires à son action, vu leur texture compacte.

Il n'existe donc pas, à proprement parler, un seul lithontriptique parmi tous ces médicaments donnés autrefois par les voies digestives, puisque ces agents sont inertes quand on les met à l'œuvre plus directement. Aussi ne suis-pas étonné que des hommes, qui avaient mieux vu et plus réfléchi, aient de tout temps accordé peu de confiance à tous ces breuvages, dont le grand nombre devait paraître suspect. Et puis, les guérisons ne se soutenaient pas; les calculs reparaissaient et ne voulaient plus se briser ou se dissoudre. En définitive, l'opération de la taille était la seule ressource des malheureux malades.

On dut donc renoncer à des moyens fournis par un empirisme aveugle, et si l'on conseilla encore des médicaments par la bouche, ce fut du moins après en avoir suivi les réactions sur des concrétions tirées du réservoir de l'urine. Les acides devaient venir en première ligne, mais malheureusement on ignorait alors qu'ils perdent leur efficacité en chemin, et que s'il est aisé de rendre alcaline une urine acide, le contraire est impossible. Les coquilles d'escargots purent procurer quelque soulagement, mais bientôt il fallut se rendre à l'évidence; les calculeux n'étaient pas mieux débarrassés que par le passé, et l'on comprit que des liquides qui, comme le dit Dionis, devaient toucher l'estomac, les intestins, les veines lactées, le canal thoracique, le cœur, les poumons, les artères, les reins et les uretères, avant que de venir à la vessie, y arrivaient trop affaiblis pour conserver quelque énergie.

L'idée de pousser directement des menstrues sur le calcul, en les *seringuant* par l'urèthre, se présenta alors naturellement. En 1614, un médecin de Crémone, Baronio, vanta, comme propres à dissoudre la pierre, les injections de suc de citron et celles de sang de bouc; c'est à Pline qu'il avait emprunté ce dernier ingrédient qui, s'il faut l'en croire, attaque non-seulement les calculs, mais encore le diamant. (*Plinii historia mundi*, lib. XX, *Proœmium;* lib. XXVIII, cap. IX et cap. XVII.) Hales vit plus tard que le remède de Mlle Steevens, acheté par le Parlement anglais cinq mille livres sterling, dissolvait certains calculs; Butter, Langrish, Rutherfood, continuèrent ces essais sur les animaux et même sur l'homme, et quelques succès vinrent couronner leurs efforts.

Après un début aussi avantageux, on aurait été

porté à prédire que les irrigations vésicales étaient appelées à rendre de grands services, d'autant plus que des chimistes extrêmement distingués ne tardèrent pas à jeter un grand jour sur cette question. Ils étudièrent la composition des calculs et firent de nombreuses tentatives de dissolution. Ils publièrent des résultats qui ne devaient laisser aucun doute sur l'efficacité des menstrues qu'ils indiquaient; mais ce fut en vain. Parmi les chirurgiens, les uns, à la tête desquels il faut mettre Astley Cooper, continuèrent à nier qu'on pût dissoudre une pierre, même hors de la vessie; les autres, tout en admettant la possibilité du fait, craignirent l'inflammation d'un organe si irritable, surtout lorsqu'il est déjà affecté; et, comme ils ne savaient d'ailleurs le plus souvent quel réactif était indiqué, ils ne donnèrent aucune suite aux travaux des Wollaston, des Marcet, des Fourcroy et des Vauquelin. Malgré cet abandon presque général, quelques hommes ont toujours été *very chimically disposed*, comme le dit le chirurgien anglais que nous venons de citer, et quoiqu'ils n'aient pas essayé de perfectionner cette méthode, ils n'en ont jamais désespéré.

Une des causes qui ont le plus contribué à faire négliger les injections vésicales, ce fut l'apparition de la lithotritie, *sublime,* suivant ceux-ci, et à laquelle ceux-là préfèrent encore la lithotomie.

Il ne me convient pas de rapporter les discussions qui ont eu lieu touchant ces deux opérations; on est arrivé de part et d'autre aux conclusions les plus opposées. La statistique portant sur les mêmes nombres et sur les mêmes malades, varié considérablement, chose singulière, suivant qu'elle est présentée par tel ou tel opérateur.

Rappelons ici seulement que la lithotritie n'est pas applicable aux pierres d'un certain volume, qu'on ne peut la mettre en usage chez les enfants, et que, parmi les adultes, il faut choisir ceux dont la vessie est à peu près saine. Tant que la pulvérisation complète et rapide n'aura pas remplacé le brisement, on devra la regarder comme une opération qui expose à de grands dangers, puisque en écrémant pour ainsi dire les malades, elle donne encore un chiffre effrayant de décès. Jusqu'à présent elle n'a été pratiquée avec sûreté que par les *spécialistes,* et tel instrument, par exemple, n'obéit bien qu'à la main de son inventeur, etc., etc.

Qu'il soit donc permis de rêver à d'autres moyens, ou de perfectionner ceux que l'on connaît déjà. Une modification apportée à un pro-

cédé resté jusqu'ici inapplicable, en rendrait
peut-être l'emploi facile à tous les médecins et
dans tous les cas. Pour mon compte, j'ai tra-
vaillé dans ce sens, et je viens aujourd'hui proposer une nouvelle méthode de destruction des
calculs de la vessie par les irrigations directes ou
intra-membraneuses. Une partie de cette méthode m'appartient entièrement; l'autre n'est
que l'application des agents chimiques déjà con-
nus; mais comme j'ai apporté des changements
assez importants dans la composition des solutions acides, et que les auteurs ne s'accordent
pas toujours sur le mode d'action, les doses et
même l'efficacité des lithontriptiques, j'ai cru devoir commencer par leur étude, pour terminer
par la description de l'instrument qui me sert à
isoler les concrétions vésicales, et à les mettre
pour ainsi dire en dehors des voies urinaires.

On ne sera pas étonné de voir que je n'ai men-
tionné ici ni la dilatation de l'urèthre, ni la suc-
cion, ni enfin aucun des instruments qui vont
saisir de petits noyaux ou de petits fragments
dans la vessie, ces moyens ne pouvant constituer
une méthode générale de traitement.

LES RÉACTIFS CHIMIQUES TRÈS-ÉTENDUS ONT-ILS DE L'ACTION SUR LES CALCULS?

« With respeet to the medical treatment of
« calculi, when a person says to me : « I think I
« can dissolve a stone by some medical mens-
« truum », my features which are more disposed
« to the risible than the solemn, are apt to give
« way; I generally smile. The menstrua employed
« for the purpose of dissolving stones in the blad-
« der, undergo so much alteration before they
« reach the cavity of the bladder, that they can
« have very little influence on a stone which is
« already formed. Nay, I can tel you more, if
« these very menstrua be injected directly on the
« surface of a stone existing in the bladder, the
« stone will still remain indissolved. »

« Quant au traitement médical des calculs,
« lorsque quelqu'un me dit : «Je pense qu'il m'est
« possible de dissoudre la pierre par quelque li-
« quide médicinal», ma physionomie, qui a plus
« de tendance à la gaieté qu'au sérieux, se décide
« alors, et je souris ordinairement. Les menstrues
« dissolvants sont tellement altérés avant d'ar-
« river à la cavité de la vessie, qu'ils ne peuvent
« avoir qu'une très-faible influence sur les cal-
« culs qui sont déjà formés. Bien plus, je puis vous

« assurer que quand même le liquide serait injecté
« directement dans l'organe et sur le calcul, ce-
« lui-ci ne serait pas encore dissous. »

Telle est l'opinion de sir Astley Cooper sur
cette question, mais tous les chirurgiens ne la
partagent point. Ainsi, un homme dont l'autorité
a aussi un grand poids dans la science, M. J. Cloquet, a prouvé que l'eau distillée seule à 38° ou
40°, pouvait dissoudre les concrétions urinaires.
L'action trop lente du liquide a empêché de donner suite à ses essais; mais si, à ce menstrue, il
eût pu substituer une solution de faibles quantités d'acides et d'alcalis, sans craindre d'irriter
la vessie, il est certain qu'il n'eût pas douté du
succès. Butter, Hales, Gruithuisen, ont inventé,
modifié plusieurs instruments à irrigation vésicale; croit-on qu'ils se fussent donné tant de
peine, si les réactifs qu'ils employaient eussent
été inertes sur divers fragments de calculs soumis à leur action dans les verres à expérience?
Fourcroy, Vauquelin et beaucoup d'autres ont
publié sur ce sujet des travaux de la plus grande
importance et qui démentent l'assertion du chirurgien anglais. On peut objecter que MM. Gay-
Lussac et Pelouze ont déclaré, dans leur rapport
sur la dissolution des concrétions urinaires, qu'ils
avaient été très-peu satisfaits de leurs tentatives,

Je sais qu'ils ajoutent même, qu'en admettant
que le dissolvant ne fût pas plus entravé dans la
vessie que dans un vase inerte, il y aurait encore
beaucoup de difficultés à vaincre avant d'arriver
au but désiré.

Mais ce rapport, que j'ai lu bien souvent et
que j'ai beaucoup médité, prouve : 1° que ces
deux célèbres chimistes ont surtout voulu constater s'il existait un dissolvant qui agît sur tous
les calculs indistinctement; ils se sont donc
adressés de préférence aux agents qui ont été si
vantés dans ces derniers temps : bicarbonates alcalins; borax, etc.; 2° que l'irritation vésicale
était sans cesse présente à leur esprit, et que les
parois de leurs vases inertes leur semblaient celles du réservoir urinaire. Aussi, voyez combien
peu ils insistent sur l'effet des alcalis décarbona-
tés; ils disent seulement que la dissolution fait
avec ces derniers des progrès *incomparablement
plus rapides*, et toutes leurs expériences ultérieu-
res portent sur les carbonates et les borates. Les
calculs résistent, et alors, pour savoir jusqu'où
peut aller cette résistance, ils les plongent durant
plusieurs jours dans de l'eau bouillante, contenant 60 grammes par litre de bicarbonate de
soude. Si ces expérimentateurs ont glissé si rapidement sur l'action de la potasse ou de la soude

caustiques, c'est qu'ils ne croyaient pas qu'on pût jamais en faire l'application sur le vivant.

Leur série d'expériences tentées sur des malades prouve *péremptoirement* que l'acide nitrique très-étendu dissout les calculs phosphatiques, alors même qu'ils sont mélés avec de *l'acide urique*. Quant aux carbonates et aux borates, on les voit borner leur action à ramollir certains fragments; dans ce cas l'eau contenait 15 grammes de bicarbonate de soude par kilogramme, et la température était de 38 ou 40 degrés. Je demande si de l'eau distillée froide ou à peine tiède, contenant seulement 10 grammes de pierre à cautère par 1000 grammes, serait beaucoup plus dangereuse. Admettons que l'on reconnaisse que le péril n'est pas plus grand, ou que par un procédé nouveau on parvienne à le conjurer; que deviendra alors un calcul d'acide urique, ou d'urate d'ammoniaque qui sera soumis à cette dernière irrigation? Il sera, nous le prouverons bientôt, complétement et très-rapidement dissous. Ne prenons donc pas au pied de la lettre la phrase de ce rapport qui affirme que les parois vésicales fussent-elles insensibles, il ne serait pas encore permis de compter sur les dissolvants.

Le doyen des chimistes de Naples, M. Sementini, ne regarde pas la guérison des calculeux traités par cette méthode comme une chose si difficile. Il vient d'expérimenter qu'on peut dissoudre un calcul dans la vessie de l'homme vivant à l'aide d'un liquide légèrement acidulé avec de l'acide chlorhydrique mêlé à une petite portion d'acide sulfurique. On n'a, dit-il, aucune irritation à craindre, lors même que l'affection calculeuse est compliquée de catarrhe vésical.

De faibles dissolutions d'un sel de plomb décomposent vite les phosphates; c'est Prout qui, je crois, a constaté le premier ce phénomène, et par des injections de cette nature, le docteur Elliot Hoskings de Guernesey a guéri trois calculeux; son Mémoire a été publié en 1843 dans l'Athenæum.

Berzélius s'exprime ainsi à ce sujet : « Les essais « d'injection que l'on a tentés pour dissoudre les « pierres vésicales n'ont point répondu à ce « qu'on en espérait; mais je suis intimement con- « vaincu qu'ils n'avaient pas été répétés d'une « manière suffisante pour nous apprendre à « connaître et à éviter des circonstances accessoi- « res qu'on ne saurait prévoir d'avance, et qui « peuvent en rendre l'emploi difficile. » (*Traité de Chimie*).

Il serait facile de multiplier les citations et de s'étayer de l'autorié des noms les plus recommandables, si l'on voulait prendre parti pour ou contre les irrigations vésicales. Quel immense contraste entre les paroles d'Astley Cooper et celles de Littre, qui en 1720 a traité fort longuement de l'action dissolvante des eaux communes sur les pierres de la vessie !

Quand des opinions si divergentes sont émises par des hommes éminents, il est impossible de ne point passer sans cesse des espérances les plus trompeuses aux désappointements les plus exagérés; et pour avoir le droit d'apporter son mot dans une semblable discussion, il faut répéter et multiplier les expériences. C'est alors que l'on sait où est l'exagération, et que l'on débrouille la vérité au milieu du chaos des contradictions. Voici mes conclusions après six mois des travaux chimiques les plus assidus et j'ose dire des plus consciencieux.

1° C'est en vain que l'on a cherché jusqu'à présent un seul et unique agent pour dissoudre ou même ramollir tous les calculs indistinctement. Théoriquement parlant, cet agent est impossible si l'on jette un coup d'œil sur l'énumération des bases et des acides divers qui entrent dans leur composition. Le mucus vésical, il est vrai, s'y trouve toujours, puisqu'il leur sert de ciment, mais aucun liquide, dans la nature, n'a

2

sur lui asséz de prise pour amener une prompte désagrégation.

2° La cause des irrigations serait perdue si l'on employait l'eau commune ou l'eau distillée à la température ordinaire, ou même à celle de 38° à 40°.

3° Les acides nitrique, sulfurique, chlorhydrique, citrique, acétique, etc., affaiblis, surtout à 30° ou 35°, attaquent avec succès toutes les concrétions phosphatiques, et même celles d'oxalate de chaux, quoiqu'il faille infiniment plus de temps pour ces dernières. Les sels de plomb ne sont efficaces que contre les phosphates.

4° Les calculs d'acide urique ou d'urate d'ammoniaque donnent promptement des urates solubles si on les traite par des lotions aqueuses contenant un 40me, ou seulement un 50me de potasse ou de soude caustiques.

5° Ces solutions alcalines ne sont pas sans quelque effet sur les calculs de la première série (phosphates et oxalates); alors elles agissent probablement en ramollissant et dissolvant le mucus. Pour les solutions acides, elles ne m'ont paru avoir aucune prise sur les concrétions de la seconde catégorie (acide urique, urates).

6° Quelle que soit la nature du menstrue, cinq ou six litres suffiront pour venir à bout d'un calcul, même volumineux, en établissant avec une sonde à double courant, un irrigateur à piston et son réservoir, un cercle non interrompu. On verra que j'attache trop d'importance à l'examen du liquide après qu'il a baigné la pierre, pour lui en substituer de nouvelles quantités.

En résumé, tous les calculs sont attaquables par de faibles dissolutions acides ou alcalines; si ces injections vésicales sont tombées en discrédit, c'est qu'on redoutait leur action sur la muqueuse urinaire, et nullement parce qu'elles n'en avaient pas sur les concrétions de la vessie: c'est surtout parce qu'on ignorait le plus souvent à laquelle des deux solutions si complètement opposées il fallait avoir recours, et que la crainte d'injecter un acide quand un alcali devait être seul efficace, et *vice versâ*, a fait reculer les plus hardis expérimentateurs.

Cette dernière difficulté n'est pas aussi absolue qu'on l'a cru jusqu'à ce jour, et on l'aurait de beaucoup diminuée si on avait bien étudié l'action des différents acides sur les phosphates. Ce point est une des parties les plus importantes de mon travail; mais avant d'en parler avec détails, il est indispensable de rappeler quels sont les éléments qui concourent à la formation des calculs, et quel est l'ordre de fréquence de ces derniers, suivant qu'ils sont constitués par tel ou tel principe, soit isolé, soit combiné avec une ou plusieurs autres substances.

STATISTIQUES SUR LES CALCULS.

Il entre dans les concrétions vésicales deux espèces d'éléments : les matériaux organiques et les matériaux inorganiques. Les premiers sont du mucus vésical, de l'albumine, de la matière caséeuse, de la graisse, de la fibrine; aucune de ces substances ne peut, seule ou combinée avec ses congénères, constituer un calcul. Celui que Marcet a décrit comme formé uniquement de fibrine ne peut être considéré comme tel, sans quoi il n'eût pas été soluble dans l'acide nitrique. Dans les nomenclatures, il sert néanmoins de type pour une nouvelle espèce, quoiqu'il soit peut-être le seul individu de sa famille. Comme sa substance paraît avoir été autre chose que de la fibrine, Berzélius n'admet pas, à proprement parler, des calculs de cette espèce. On sait que celui de Morin était combiné avec du phosphate de chaux.

Les matériaux inorganiques sont : les acides urique, phosphorique, oxalique et carbonique; la chaux, la magnésie, l'ammoniaque, la soude, l'oxyde cystique ou cystine, l'oxyde zantique, le fer, la silice. Parmi ces substances, l'acide urique, la cystine et l'oxyde zantique peuvent séparément donner naissance à des calculs qu'on a par cette raison appelés *simples*. Autant les concrétions d'acide urique sont fréquentes, autant celles de cystine et d'oxyde zantique sont rares; certains chimistes croient même que l'oxyde zantique d'Al. Marcet n'est probablement que de l'acide urique. On a encore placé parmi les calculs simples ceux qui sont constitués par du phosphate de chaux pur, ou par de l'urate d'ammoniaque pur.

On a donné le nom de calculs *composés* à ceux qui résultent de l'union de deux, de trois, de quatre et même de cinq substances, soit intimement mêlées, *calculs mixtes*; soit disposées par couches variables quant à leur composition, *calculs alternants*. La classification des calculs composés n'a rien de bien précis, elle dépend de circonstances qui peuvent se modifier à chaque instant; on en admet généralement neuf variétés.

Une classification beaucoup plus importante, est celle qui a pour but de déterminer quel est l'ordre de fréquence de toutes les concrétions urinaires, simples ou composées. Ce travail a été entrepris par des chimistes et des médecins de tous

les pays, et sur ce point encore on est loin d'être
toujours d'accord.

Marcet a conclu, après avoir examiné les calculs conservés à l'hôpital de Guy, que les phosphatiques étaient comparativement plus fréquents
à Londres que dans les comtés de l'est de l'Angleterre. Si pour une même contrée on voit varier ainsi la statistique, il ne faut pas s'étonner
de trouver des différences de pays à pays, et c'est
en effet ce qui a lieu : ainsi, sur cent vingt calculs, pris par ce chimiste dans la collection de
Norwich, ceux d'acide urique entraient pour un
tiers; tandis que Vauquelin et Fourcroy ne les
ont trouvés en France qu'une fois sur quatre.
Sur cent quatre-vingt-un calculs, Marcet n'en
compte qu'un seul constitué par du phosphate
tribasique et de l'acide urique en couches dis-
tinctes; suivant nos deux célèbres compatriotes,
il y en a plus de huit sur cent.

Après avoir consulté et comparé avec soin ces
tableaux et tous ceux que j'ai pu me procurer,
j'ai conclu que tous les résultats étaient loin de
présenter les différences qu'on croit y remarquer
au premier abord. Ainsi, tel chimiste aura classé
parmi les concrétions uriques non—seulement
celles formées uniquement par cet acide, mais
encore toutes les autres où il prédomine mani-

festement, sans tenir compte d'une petite quantité de phosphates ou d'oxalate; pour tel autre
chimiste, la présence de ces sels les lui aura fait
porter parmi les calculs mixtes ou alternants.

Quoi qu'il en soit, tout le monde s'accorde à
reconnaître que les pierres où domine l'acide
urique sont les plus fréquentes, puis viennent les
phosphatiques, et enfin celles constituées en totalité ou en grande partie par l'oxalate de chaux.
On tient à peine compte, et à juste titre, des noyaux dus à la fibrine, à l'oxyde zantique, à la cystine, à la silice, et même au carbonate de chaux.

En définitive, il ne vaut pas beaucoup mieux,
sur cette question de la fréquence relative des
différentes espèces de calculs urinaires de
l'homme, s'en rapporter aux collections faites
dans les hôpitaux qu'à celles des musées et des so-
ciétés savantes. Ces derniers établissements surtout ne nous offrent, en général, que des pièces
curieuses par leur forme, leur grosseur, leur couleur et leur intégrité; on n'y fait pas grand cas
d'un fragment. D'ailleurs, le chirurgien qui, en
pratiquant la cystotomie, a brisé avec ou sans in-
tention le calcul dont il veut débarrasser le malade, garde ordinairement ces morceaux ou les
abandonne à ses élèves. Or, si l'on considère que
les concrétions phosphatiques sont en général les

plus grosses et les plus friables, on admettra avec moi, que très-probablement elles ne figurent pas pour un nombre assez élevé dans les cadres établis jusqu'à présent, surtout en France. D'un autre côté, les phosphates étant très-souvent combinés avec l'acide urique et subissant le même sort que les précédents, il en résulte que les calculs d'oxalate de chaux sont sans doute beaucoup plus rares que ne le disent les tableaux des chimistes. Cette observation est surtout applicable au travail de Vauquelin et de Fourcroy, qui reçurent d'une multitude de médecins six cents pierres qu'ils étudièrent. Très-probablement on ne leur envoya guère que des échantillons entiers. Un chirurgien chimiste qui aurait pratiqué beaucoup de lithotomies dans le même pays, et qui analyserait le résultat de toutes ses opérations, obtiendrait, j'en suis persuadé, un chiffre bien différent et beaucoup plus exact. Mais cette question ne peut plus être résolue aujourd'hui, car la lithotritie, qui remplace souvent la taille, se prête trop difficilement à ce genre d'examen.

La série huntérienne était de cent cinquante calculs que Brande a examinés, et dont parle Astley Cooper ; ce qu'il y a de remarquable, c'est que sur ce nombre, six seulement étaient com-

posés d'oxalate de chaux; or, d'après d'autres re-
levés, on aurait dû s'attendre à les voir figurer
ici pour plus de trente-cinq; telle est du moins
la proportion que nous donne la collection du
Muséum de l'hôpital de Guy et celle de la collection de Norwich; proportions en désaccord com-
plet avec celle de Brande, et que je crois erronées
par cela même qu'elles sont déduites de l'analyse de concrétions urinaires conservées dans des
musées.

Sur sept cent quatre-vingt-dix-huit pierres
étudiées par le docteur Prout, cent treize seulement se trouvaient être de l'oxalate de chaux pur,
ce qui ne donne pas tout à fait une sur sept, et il
s'en rencontre seulement une sur six environ,
si, d'après les moyennes fournies par Fourcroy
et Vauquelin, on y ajoute les calculs mixtes et alternants où l'oxalate de chaux se rencontre
mêlé avec des phosphates, de l'acide urique, des
urates, des carbonates, etc.

Voici ce tableau.

Nombre total,	798
Acide urique.	294
Oxyde cystique	3
Phosphate de chaux et ammoniaco-magnésien.	202
Calculs alternants.	186
Oxalate de chaux	113
TOTAL ÉGAL	798

Nous sommes bien loin sans doute du résultat de Brande; mais, d'un autre côté, le chiffre du docteur Marcet, ni celui de Fourcroy et Vauquelin, ne sont heureusement pas atteints.

Nos deux célèbres compatriotes nous ont laissé les résultats suivants :

Sur 100.

Acide urique	Environ un quart,	soit 25
Oxalate de chaux.	— un cinquième,	— 20
Acide urique et phosphates terreux en couches distinctes. .	— un douzième,	— 8 ⅓
Acide urique et phosphates terreux mêlés intimement . . .	— un quinzième,	— 6 ⅔
Urate d'ammoniaque et phosphates en couches distinctes .	— un trentième,	— 3 ⅓
Urate d'ammoniaque et phosphates mêlés intimement . . .	— un quarantième,	— 2 ½
Phosphates terreux en couches fines ou mêlés intimement . .	— un quinzième,	— 6 ⅔
Oxalate de chaux et acide urique en couches très-distinctes. .	— un trentième,	— 3 ¼
Oxalate de chaux et acide urique en couches distinctes. . . .	— un quinzième,	— 6 ⅔
Oxalate de chaux, acide uriq. ou urate d'ammon. et phosp. terr.	— un soixantième,	— 1 ⅔
Silice, acide urique, urate d'ammoniaque et phosp. terreux. .	— un trois-centième	— » ⅓
	Total	84 ½

Ce total ne répond pas à notre nombre initiatif cent. Personne jusqu'à présent n'a signalé

cette erreur, qui assurément n'a pu porter sur
les concrétions simples, surtout les murales, mais
a porté très-certainement sur les concrétions composées; par exemple les phosphates terreux, auxquels on n'a pas fait ici, ce me semble, une assez
large part. En effet, dans la table de Prout les calculs composés sont au nombre trois cent quatre-
vingt-huit, sur sept cent quatre-vingt-dix-huit,
c'est-à-dire presque la moitié; tandis que celle
de Fourcroy et Vauquelin ne donne pas tout à
fait quarante pour cent, ou deux cinquièmes.
D'après Prout, il y a deux cent deux phosphates
tribasiques sur sept cent quatre-vingt-dix-huit,
ou presque un quart; tandis que Vauquelin et
Fourcroy n'en comptent qu'un quinzième environ, ou six un tiers pour cent.

Une autre statistique faite en Angleterre se rap-
proche sensiblement du résultat de Prout, aucune n'est établie sur une plus large échelle.
Berzélius, M. Dumas, dans la dernière édition de
son traité de chimie, l'ont adoptée et ne parlent
même pas de celle de Fourcroy et Vauquelin.
Sur mille calculs, cent quarante-deux sont
formés par de l'oxalate de chaux pur, ce qui n'est
pas tout à fait un sur sept; les calculs fusibles
purs sont au nombre de deux cent cinquante-
trois, ou un peu plus d'un quart; enfin les com-

posés s'élèvent à quatre cent quatre-vingt-six,
ou presque à la moitié. Il y a une coïncidence
frappante entre cette analyse et celle de Prout,
et je l'adopterai dans le cours de mon travail,
parce qu'elle est la plus étendue, parce qu'elle
a une ressemblance complète avec une autre, et
enfin parce que celle de Fourcroy et Vauquelin
manque d'exactitude.

Elle est ainsi classée :

Calculs d'acide urique seul ou mélangé d'une petite quantité d'urate d'ammoniaque et d'oxalate ou de phosphate
de chaux.   372
Calculs de phosphates terreux (ou fusibles).   253
Calculs de couches alternatives d'acide urique, d'oxalate de
chaux et de phosphates terreux.   233
Calculs d'oxalate de chaux..   142

TOTAL EXACT. 1,000

Maintenant je puis aborder la question de la
dissolution par les réactifs et laisser enfin tous
ces chiffres ; mais il était indispensable d'établir
avant tout quel est l'ordre de fréquence le plus
probable de ces productions morbides ; on verra
si j'ai su en tirer des conséquences pratiques de
quelque utilité. Toutes les peines que les chimistes et les médecins se sont données à ce sujet
n'ont servi jusqu'à ce jour qu'à satisfaire leur
curiosité : si mon espoir n'est pas déçu, elles at-
teindront désormais un but plus important. Le

Traité d'Apollonius, lequel resta deux mille ans inutile, fait aujourd'hui la base des connaissances astronomiques; peut-être aussi, les travaux dont il vient d'être question auront bientôt leur application.

RÉACTIFS ACIDES.

J'ai dit qu'il n'y avait que deux ordres de réactifs pour attaquer les calculs, et que lorsque l'un d'eux était indiqué, l'autre était presque toujours impuissant. Comme il a été établi par les computations précédentes, que les concrétions uriques étaient moins nombreuses que les phosphatiques et les oxaliques réunies, qui sont détruites par les solutions acides, c'est par l'étude de ces liquides que je crois devoir commencer.

Si l'on verse une solution d'acide nitrique ou chlorhydrique sur un morceau de phosphate de soude, ce sel est complétement dissous, et il ne paraît à la surface du liquide aucun détritus floconneux : traité par une dissolution d'acide tartrique, ou d'acide citrique, ce phosphate ne laisse non plus aucun corps flottant après sa décomposition. Un fragment de calcul phosphatique ne se comporte pas ainsi dans ces solutions, les éléments qui le composent ne sont pas

tous dissous, et l'on voit s'élever du fond du vase
de petits flocons blanchâtres, qui se détachent à
mesure que l'acide agit ; ou bien la totalité reste
agglomérée, et gagne enfin la partie supérieure.
Dans ce dernier cas, on a une espèce de moulé
ou d'éponge, représentant assez exactement le
fragment dissous.

Il y a donc dans les calculs formés de phosphates une substance insoluble dans tous ces
acides, et c'est au milieu des mailles de cette substance qu'il faut que le réactif aille opérer pour
s'emparer de la base, et mettre l'acide phosphorique et la matière organique en liberté. Ces
acides agissent toujours, à moins de fissures, de
la circonférence au centre, en sorte que la pierre
n'est pas pénétrée dans toute son épaisseur. Si
l'on arrête l'opération à moitié chemin, la partie
centrale n'a rien perdu de sa densité, et ne sera
pas plus friable que si elle n'eût pas séjourné
dans les solutions acides. Aussi les médecins dissolutistes ont promptement reconnu qu'un calcul
était d'autant plus difficilement attaqué par les
réactifs qu'il était plus compact.

Cette expression, *dissolution*, a été très-nuisible à la méthode de traitement de la pierre par
les injections vésicales, et l'on pourrait choisir
cet exemple entre mille pour prouver que les

mots ont souvent une influence bien fâcheuse sur les progrès de la science. N'est-il pas certain qu'un chimiste ayant présenté à l'esprit cette idée de formation nécessaire d'un sel soluble pour obtenir le départ des calculs vésicaux, ne tentera des expériences sur les phosphates qu'avec les seuls réactifs capables de donner naissance à des produits solubles : de là, la vogue des acides nitrique, chlorhydrique, citrique, etc., donnés par les voies lentes et détournées de l'absorption, ou injectés dans la vessie.

De plus, cette idée de dissolution a jeté les opérateurs dans un cruel embarras, et pour savoir *à priori* de quel dissolvant il fallait user, ils ont imploré l'assistance des chimistes, des pathologistes et des chirurgiens. Analyser l'urine?... Mais ce moyen d'investigation est très-délicat, même pour des hommes spéciaux, et ils avouent encore qu'il ne peut donner que des présomptions sur la nature du calcul. On a même oublié la méthode de Fourcroy, méthode plus directe, cependant, puisqu'il s'agit d'injecter de l'acide chlorhydrique très-étendu, ou une solution très-faible de potasse, et d'examiner ensuite quelles sont les nouvelles qualités chimiques du liquide après qu'il a séjourné quelques instants sur la concrétion urinaire. L'expérience a souvent mis

en défaut les assertions des médecins qui pen-
sent, d'après Prout, que de toutes les affections
calculeuses, celle qui est causée par un phosphate
est de beaucoup la plus douloureuse. Toute l'é-
conomie prendrait, suivant eux, un aspect particulier, qui est caractéristique pour l'œil d'un
praticien; mais je ne vois pas que ce seul signe
puisse autoriser à lancer un menstrue acide plutôt
qu'une solution alcaline dans la vessie d'un
malade. L'inspection des urines devrait jeter un
grand jour sur cette question si les colorations,
les sédiments, la limpidité, les troubles de ce liquide n'étaient pas soumis à mille variations
qui, très-souvent, induisent en erreur; son état
d'alcalinité, ou d'acidité, peut encore nous tromper. Toutes ces tentatives pour arriver à la connaissance de la composition chimique du calcul n'ont pas répondu à l'espérance qu'elles
avaient fait concevoir, les unes nécessitant des
connaissances pratiques en chimie, qui ne sont
pas généralement assez familières aux hommes
de notre profession; les autres ne donnant lieu
qu'à de vagues conjectures. M. Leroy-d'Etiolles a
proposé l'emploi d'un de ses instruments lithotriteurs pour attaquer et enlever jusqu'à son centre une portion du calcul dont il s'agit de connaître la nature; mais pour mettre ce procédé en

usage, il faut saisir la pierre, et « qui ne voit
« que si l'on a pu la saisir et la perforer une pre-
« mière fois, il est beaucoup plus convenable et
« plus expéditif de continuer à l'attaquer de la
« même manière? » (Roche et Sanson.) Enfin, le
bruit que la sonde produit en venant frapper le
corps étranger exige une oreille bien fine et bien
exercée ; et si des praticiens distingués ont cru
reconnaître dans certains cas, à l'aide du cathétérisme, l'existence d'une pierre dans une vessie
intacte, on conviendra qu'il doit être difficile d'ac-
corder beaucoup de confiance à l'intensité d'un
choc qui n'est parfois lui-même qu'une illusion.

Reconnaissons néanmoins que tous ces no-
bles efforts, tentés par des hommes spéciaux
dans diverses branches de la science, n'auraient
probablement pas été perdus, si les injections
vésicales, telles qu'elles ont été employées, eussent dû obtenir quelque succès.

Voyons donc en quoi ce mot *dissolution* a été
si contraire aux progrès de la méthode de traitement par injection, méthode que l'on peut dire
entièrement abandonnée aujourd'hui. Voyons si,
pour guérir un malade par les irrigations, il est
toujours indispensable de former un sel soluble
de tous les éléments du calcul qu'il s'agit de faire
disparaître.

Bajer avait conseillé aux calculeux l'acide oxalique en boisson; mais on a blâmé l'usage de cette médication, qui peut, dit-on, donner lieu à une transformation dont le résultat serait une pierre des plus insolubles. Je suis convaincu que cette crainte est purement chimérique, et que dans la diathèse calculeuse phosphatique, cet acide, pris à l'intérieur, serait tout aussi avantageux que ceux qui ont été presque exclusivement employés. D'ailleurs, les beaux travaux de Wœhler ne permettent plus d'admettre une pareille erreur; en effet, les citrates, les tartrates, tous les acides organiques se transforment en carbonates pendant le temps de l'assimilation.

Mais, pour nous rendre compte de ce qui se passerait si l'on injectait l'acide oxalique dans la vessie, étudions ses effets sur les divers calculs. Sans action contre les concrétions d'acide lithique et ses composés, il est également impuissant sur celles d'oxalate de chaux, et cependant, d'après la théorie, il aurait sur ces dernières une influence plutôt utile que nuisible, puisque cet acide en excès rend un peu moins insoluble l'oxalate de chaux. Examinons surtout son action sur les phosphates : si la chaux est en petite quantité, ils seront presque entièrement minés, il ne restera au fond du verre que des fragments com-

posés d'oxalate de chaux et d'oxalate de magnésie, qui passeraient avec la plus grande facilité
par les œils d'une sonde. Le phosphate est-il
presque tout calcaire, il se détachera encore
quelques petits morceaux, surtout s'il est baigné à chaque instant par un jet de liquide;
enfin, il reste un gros noyau d'oxalate de chaux
et d'oxalate de magnésie; ce noyau, insoluble
dans l'eau, diffère essentiellement, par la couleur et la densité, des calculs primitifs d'oxalate de chaux; une solution au vingtième d'a-
cide nitrique, ou chlorhydrique, ou sulfurique, le
dissout ou le réduit promptement en une espèce
de poussière fine. Les concrétions murales sont
donc des produits qui ne prennent naissance que
sous une certaine influence de l'économie, et que
nous ne saurions faire naître artificiellement.

Cette expérience, que j'ai répétée bien souvent, m'a suggéré une opinion tout opposée à
celle qui a eu cours jusqu'à présent dans la science;
je me suis demandé pourquoi l'on s'obstinait à
dissoudre les calculs phosphatiques, et pourquoi
la lithotritie serait exclusivement praticable par
les instruments chirurgicaux. Un sel amphide, ou
oxysel, soluble dans l'eau, est immédiatement dé-
composé par un acide, quand ce dernier peut
former avec sa base un sel insoluble, ou moins

soluble. Eh bien! un sel peu soluble n'est-il pas dans les mêmes conditions, n'est-il pas soumis aux mêmes lois, lorsqu'il est en contact avec un acide qui, en le décomposant, donne naissance à un nouveau produit encore moins soluble? Pourquoi donc les médecins chimistes ne se sont-ils pas adressés aux agents que la théorie leur indiquait si impérieusement? Ainsi, l'acide sulfurique, versé dans l'eau de baryte, y donne naissance à un précipité blanc, insoluble dans l'eau et dans l'acide nitrique; mais ce précipité n'est point aggloméré comme le sulfate de baryte, qui a subi l'influence de la cristallisation, et l'on ne remarque pas au fond du verre à expérience, une masse compacte ou tuberculeuse, ou en forme de rognon (aspect du sulfate de baryte à l'état natif). Les choses ne se passent pas autrement au milieu du mucus vésical, qui soude et lie les molécules des phosphates. C'est une véritable cristallisation, et si au centre de ce ciment vous substituez un autre sel à celui qui s'y trouve naturellement, soyez sûrs que la nouvelle masse n'aura pas plus de cohésion que l'ancienne. Ce résultat sera surtout assuré si l'ammoniaque et la magnésie, qui existent presque constamment en proportion variable dans les calculs phosphatiques, se dissolvent par l'action du réactif, et laissent au milieu de la matière organique une multitude de lacunes, cause puissante et incessante de dissociation.

En ne me rangeant pas à l'opinion de ceux qui croient que l'eau chargée d'acide oxalique devient très-nuisible pour certains calculeux, je ne prétends point qu'on doive en conseiller l'usage, et cela pour deux raisons : 1° parce que les acides administrés à l'intérieur n'agissent que comme palliatifs, et qu'on peut donner indistinctement l'acide oxalique, le suc de citron, l'eau de Rabel, etc., etc. ; 2° parce que si cette médication avait réellement quelque vertu, je m'adresserais de préférence à d'autres agents que l'acide oxalique, qui a l'inconvénient de faire naître des produits insolubles ou peu solubles avec la magnésie et l'ammoniaque. Sous ce rapport, les acides phthorhydrique et tartrique lui sont supérieurs, mais surtout l'acide sulfurique.

En résumé, je tiens à constater ici que c'est en multipliant mes expériences pour m'édifier sur la valeur des reproches adressés à Bajer, que j'ai été amené à avancer la proposition suivante :

« Dans tous les cas où les acides seront indiqués contre l'affection calculeuse, ce serait une grave erreur que de choisir ceux qui forment avec toutes les bases, des sels solubles. » Les pages suivantes vont, je l'espère, justifier pleinement ma conviction.

ACTION DES ACIDES TARTRIQUE ET SULFURIQUE
SUR LES CALCULS PHOSPHATIQUES.

Dans des dissolutions d'acide tartrique, j'ai plongé des fragments de calculs phosphatiques, contenant ceux-ci peu, ceux-là beaucoup de chaux; ils étaient fort durs. Après un temps variable, une ou deux heures, plus ou moins, suivant leur grosseur, j'ai constaté une forte diminution dans leur volume quand la chaux était en faible quantité; une diminution moindre, quand elle était en proportion plus forte, mais, dans tous les cas, une friabilité extraordinaire dans le petit noyau persistant. Au moment même où de petites bulles cessent de monter à la surface du liquide, ce qui arrive promptement, le calcul a perdu un peu de sa cohésion; en l'agitant il s'en détache souvent de petites parcelles; si au contraire on le laisse en repos, il continue de diminuer, finit par s'affaisser sur soi-même, et se réduit en une sorte de poussière impalpable.

Expliquons l'action de cet acide sur le phosphate: avec l'ammoniaque, il y a formation d'un sel soluble; avec la magnésie et la chaux, production de tartrates qui, étant moins solubles, apparaissent d'abord sous la forme de noyaux,

plus tard en grumeaux, et enfin en poussière.
Pendant la série de ces transformations, il y a
sans cesse diminution de la quantité de tartrates
de chaux et de magnésie ; l'acide libre qui reste
dans la dissolution, agissant sur ces sels déjà formés, les change en tartrates solubles. On se rap-
pelle, en effet, que le réactif en question préci-
pite l'eau de chaux en blanc, et que le tartrate
qui en résulte se dissout avec facilité dans un
excès d'acide; le même phénomène a lieu, mais
moins rapidement, avec le tartrate de magnésie.

Sous le rapport des réactions, l'acide sulfurique
se comporte à peu près comme l'acide précédent,
mais de plus, il a l'avantage de donner instanta-
nément des sulfates de magnésie et d'ammoniaque solubles. J'ai donc voulu étudier comparativement les effets de cet agent et ceux des acides
puissants qui ont eu jusqu'à présent le monopole
de la destruction des calculs.

Un fragment phosphatique pesant 150 centigrammes a été placé au fond d'un verre contenant 95 grammes d'eau distillée, dans laquelle
j'ai versé 5 grammes d'acide nitrique; une autre
portion du même calcul, et pesant aussi 150 centigrammes, a été plongée dans une solution d'a-
cide sulfurique également au vingtième : le premier fragment n'a été complétement dissous qu'au

bout de huit heures; le second était en partie dissous après deux heures, et ce qu'il en restait était tellement friable que la moindre pression le réduisait en grumeaux, il suffisait même d'agiter le liquide pour obtenir cette désagrégation. Au lieu de procéder ainsi, mettez vos deux fragments dans des flacons différents et bien bouchés, au centre de chaque bouchon pratiquez une petite ouverture qui permette l'introduction d'une sonde à double courant. Dans le flacon A injectez une solution d'acide nitrique, dans le flacon B une solution d'acide sulfurique, et vous constaterez le résultat suivant : le calcul du flacon B sera en partie dissous et en partie réduit en minces parcelles, enfin totalement sorti par les œils de l'instrument, que le calcul du flacon A ne sera pas encore au tiers réduit. L'acide chlorhydrique, soit seul, soit mêlé à l'acide nitrique, le cède également à l'acide sulfurique.

Ces expériences ne souffrent pas la moindre objection et me permettent de formuler hardiment ces propositions : 1° un calcul où existe du phosphate de chaux, traité par les irrigations vésicales d'acide sulfurique, disparaîtra au bout d'un laps de temps beaucoup plus court que si l'on eût employé des solutions nitrique ou chlorhydrique; 2° l'acide sulfurique aura sur les autres acides un

avantage d'autant plus marqué que la concrétion phosphatique contiendra plus de chaux.

Quelle est après tout l'énergie dissolvante des
acides nitrique ou chlorhydrique? L'emporte-
t-elle sur celle de l'acide sulfurique? Qu'arriverait-
il donc dans le cas où une concrétion urinaire serait formée de phosphate ammoniaco-magnésien
pur, ce qui n'a probablement jamais lieu; et que
se passe-t-il par conséquent quand les phosphates
ne contiennent la chaux qu'au minimum? J'ai
résolu ces questions à l'aide de réactions dont je
vais présenter ici un exemple. Si vous jetez un
fragment de phosphate de soude ou de magnésie dans la dissolution nitrique et un morceau
semblable dans la solution sulfurique, ce dernier
fragment disparaîtra longtemps avant celui que
baigne l'acide nitrique. Il n'est pas probable que
j'aie été induit en erreur par une série de coïn-
cidences, mais admettons cependant que l'action
de l'acide nitrique ne soit pas inférieure à celle
de l'acide sulfurique, malgré cette concession, ce
dernier méritera de beaucoup la préférence dans
le cas qui nous occupe; car, non-seulement il
forme avec la magnésie et l'ammoniaque des sulfates solubles, mais encore avec la chaux un sulfate moins soluble, qui se précipiterait immédiatement si le mucus vésical était un milieu aussi

fluide que l'eau. Après tout, le précipité n'en à pas moins lieu de fait, il y a changement, mouvement entre les molécules du phosphate ; et cette modification a brisé le réseau ou ciment muqueux qui soudait les éléments inorganiques de la concrétion.

Les acides nitrique et chlorhydrique procèdent tous deux de la même manière ; ils usent, mais ils n'attaquent que les surfaces ; s'ils peuvent s'introduire entre les différentes couches d'un calcul, chacune d'elles sera sous l'empire de leur action dissolvante, mais quoique réduites enfin à l'état de simples lamelles, ces couches n'auront rien perdu de leur consistance première. L'acide sulfurique, lui, les dissout également, mais de plus, il les pénètre, et ces deux puissances se prêtant un mutuel appui, la pierre n'a bientôt plus de résistance à leur offrir. Cette seconde action, que j'appelle action pénétrante, est la plus énergique, la plus efficace. Je la compare à une force qui amènerait subitement un retrait considérable ou une dilatation très-forte dans les mille petites pièces qui composent une mosaïque ; à l'instant, tous les rapports de juxtaposition, tous les moyens d'union seraient rompus.

On voit maintenant combien les dissolutistes ont eu tort de s'adresser aux acides purement

dissolvants, de préférence à l'acide sulfurique ;
on voit quel parti immense ils auraient pu tirer
de la propriété dont jouit ce dernier, d'engen-
drer avec la chaux un sel peu soluble. N'est-il
pas évident que ces parcelles de sulfate de chaux
qui sortent à chaque coup de piston, par le con-
duit de retour de la sonde de Hales, nous mon-
trent mieux que toutes les recherches chimiques
et médico-chirurgicales quelle est la composition
intime d'un calcul?

D'après la statistique à laquelle nous avons
donné la préférence, et qui nous montre que les
phosphates se rencontrent dans presque la moitié des cas, les injections acidulées par l'acide sulfurique nous permettront donc, trois ou quatre
fois sur sept, d'arriver exactement à la connaissance de la structure du calcul. Si le résultat est
négatif, nous serons en droit de penser que nous
avons affaire à une concrétion d'acide urique,
puisque l'oxalate de chaux ne figure que pour
un septième dans le tableau adopté. C'est, en
définitive, une fois seulement sur sept que nous
serons exposés à nous tromper, en supposant
que l'examen de l'urine, les antécédents du malade, l'histoire de son affection et surtout le cathétérisme, qui sera on ne peut plus précis par
notre méthode, ne nous conduisent pas à la vé-

rité. Voici d'ailleurs une remarque qui a nécessairement échappé aux dissolutistes qui ont toujours employé des masses de liquide : c'est qu'une faible solution d'un des acides que nous venons de mentionner laisse flotter, après un certain contact avec les concrétions murales, de petites pellicules qui ressemblent singulièrement à celles que certains vins laissent déposer à l'intérieur des bouteilles où ils vieillissent; ces pellicules sont la matière organique que nous avons vue se produire en flocons blanchâtres après la disolution des phosphates. Ainsi, la seule inspection du menstrue acide, fût-il complétement dissolvant, peut, suivant moi, quand il a séjourné quelques moments sur des concrétions vésicales, nous apprendre quelle est leur nature. Pour cela, il faut que le réactif soit en petite quantité, et qu'il ne s'y mêle pas de corpuscules étrangers au calcul; autrement les recherches seraient très-difficiles, pour ne pas dire impossibles ; mais revenons à nos solutions caractéristiques.

En Angleterre elles ont été conseillées en boisson; je ne crois pas que quelqu'un les ait employées autrement, si ce n'est M. Sementini; néanmoins je doute qu'elles agissent plus énergiquement sur la muqueuse urinaire que les acides nitrique et chlorhydrique. Je suis même autorisé à croire que des irrigations sulfuriques seraient mieux supportées que les irrigations nitriques ; car le mucus qui tapisse la vessie n'est pas soluble dans l'acide sulfurique, tandis qu'il l'est en presque totalité dans l'acide nitrique, observation importante qu'on a négligée. Il est donc très-probable que ce dernier réactif est beaucoup plus irritant pour les parois vésicales que le précédent. Quant à l'acide chlorhydrique, c'est à lui qu'on s'adresse le plus volontiers lorsqu'on veut agir sur les muqueuses ; les gargarismes et les collutoires détersifs sont le plus souvent formulés avec cet agent qui, de plus, a toujours été conseillé dans le cas dont il s'agit, parce qu'il dissout et les concrétions phosphatiques et celles d'oxalate de chaux.

J'ai donc voulu qu'il entrât dans mes solutions et l'acide chlorhydrique et l'acide sulfurique simultanément. J'ai varié les proportions en mettant tantôt plus, tantôt moins de l'un ou de l'autre, sans dépasser toutefois la dose de 5 ou 6 grammes de ces acides réunis, pour 95 ou 94 grammes d'eau distillée. Après un grand nombre d'essais, j'ai conclu que la solution la plus convenable était celle où ces réactifs figuraient chacun pour moitié.

L'énergie du menstrue ne m'a pas paru nota-

blement augmentée par le mélange de ces deux
acides; mais je ne m'expose point à encourir le
blâme d'avoir substitué aux injections usitées
jusqu'à présent, et réputées déjà trop irritantes,
des irrigations plus actives encore. Il est vrai que,
pratiquées d'après ma méthode, elles pourraient
être sans danger beaucoup plus saturées que les
irrigations immédiates; il est vrai que l'insolubi-
lité du mucus vésical dans l'acide sulfurique est
une considération qui doit faire diminuer la
crainte d'enflammer la vessie. Néanmoins, comme
cette combinaison ne masque en rien le phénomène important de la formation du sulfate de
chaux, j'ai adopté pour toutes mes expériences
la solution acidulée par l'un et l'autre de ces
agents à partie égale. Au reste, je n'ai rencontré
aucun calcul phosphatique qui résistât au liquide portant ce titre, et je regarde comme inutile et très-imprudent le conseil de le rendre plus
actif. J'ai vingt fois noté qu'un courant de ce
menstrue, qui arrive directement et d'une manière suivie à la surface d'un fragment phosphatique, l'a toujours dissous et désagrégé en un es-
pace de temps qui est constamment moindre que
celui qui est fourni par les essais tentés sur le vivant. J'indiquerai plus tard à quoi tiennent ces
différences considérables entre ce qui se passe

dans le réservoir urinaire et ce que nous observons dans nos laboratoires ; l'on verra plus loin
que mon procédé met la pierre dans les conditions les plus heureuses pour que les liquides la
baignent, la soulèvent doucement, sans obstacle
et sans discontinuité : les choses sont loin de se
présenter ainsi quand on opère directement dans
la vessie d'un malade.

Il me reste à parler de la température à laquelle il convient d'injecter le lithontriptique
acide. Tous les médecins ont remarqué que la
dissolution était infiniment plus prompte à la
température de 35° à 40°, qu'à la température
ordinaire, et cela est on ne peut plus exact; mais
j'ai parcouru les auteurs et je n'ai point vu qu'on
ait recherché quelle peut être la proportion entre
l'action dissolvante du liquide chaud et du liquide froid. J'ai tenté de m'éclaircir à ce sujet, en
opérant sur des débris de phosphates ayant, deux
à deux, la même densité et le même poids. J'ai
passé la journée du 30 octobre 1845 à ces essais;
j'agissais, on le comprend, avec des acides qui
dissolvent entièrement les bases; la température
de la pièce où je me trouvais était de 12°. Voici
les chiffres que j'ai obtenus et que je donne avec
toute la restriction possible, car il serait utile de
prendre une moyenne, déduite d'un plus grand

nombre de faits, pour être sûr de quelque précision. Une solution nitrique au vingtième, qui
dissoudra à la température ordinaire un fragment de calcul phosphatique en une heure, ne
mettra pas tout à fait trente-cinq minutes à dissoudre un fragment semblable, si l'on élève la
température à 40°; il y aurait donc une différence
de près de moitié. Enfin une solution froide au
dixième n'a pas encore l'énergie d'une solution
au vingtième, mais marquant 40° au thermomè-
tre centigrade.

Pour terminer ce chapitre, il est nécessaire
que je parle des tentatives auxquelles je me suis
livré afin de chercher à découvrir quelle influence
l'agitation du liquide pouvait avoir sur la dissolution. On sait que Hales pensa le premier à suppléer à la faiblesse des menstrues dissolvants par
une continuité d'action, et qu'il inventa dans ce
but la sonde qui porte son nom; on sait que
Gruithuisen a élevé le réservoir de vingt-cinq ou
trente pieds pour que le courant agît en même
temps par percussion. M. J. Cloquet ne croit pas
qu'une telle élévation soit nécessaire; mais enfin, ces trois habiles expérimentateurs, et avec
eux tous ceux qui ont tenté de réhabiliter le traitement des calculs par cette méthode, ont regardé comme indispensable ce *courant percuteur*.

On n'a rien exagéré à cet égard, et il est de la plus haute importance d'agir par un jet continu. La première fois que j'ai expérimenté, j'ai été tellement frappé du résultat, que j'ai cru être le jouet d'une erreur; mais j'ai répété mes opérations, qui ont toujours produit à peu près cette proportion : une solution acide au vingtième, froide ou chaude, mais dans un état de repos parfait, mettra environ une heure à réduire un fragment phosphatique, qui disparaîtrait en quinze minutes si le liquide était lancé par irrigation; s'il y a erreur, ce doit être en faveur de la dernière solution. Ces expériences reposant sur des données qui doivent beaucoup varier, il est probable que ceux qui les continueraient ne seraient pas exactement d'accord avec moi pour le chiffre, mais ils constateraient certainement une différence à laquelle on ne peut s'attendre *à priori*.

Tous les avantages qui résultent de la chaleur et de la vitesse du menstrue ne seront que plus marqués, si, aux acides purement dissolvants, on substitue l'acide sulfurique, dissolvant lithontriptique par excellence.

RÉACTIFS ALCALINS.

Les solutions alcalines sont aux calculs constitués par l'acide urique et l'urate d'ammonia-

4

que ce que les solutions acides sont aux concrétions phosphatiques et à celles d'oxalate de
chaux. On peut même avancer, sans crainte d'ê-
tre taxé d'erreur, que les alcalis, soit en boisson,
soit en injection, ont, d'après les auteurs, rendu
plus de services aux calculeux que les acides.
Pour un grand nombre de thérapeutistes et de
chimistes de notre époque, les bicarbonates en
boisson diminuent sûrement et même font disparaître les noyaux d'acide urique, d'urate d'ammoniaque, etc. Il est vrai que d'autres les jugent
à peu près inutiles et quelquefois nuisibles. Les
médecins qui observent à Vichy les malades qui
viennent y demander la guérison de leurs maux,
sont arrivés à des conclusions diamétralement
opposées. Berzélius, MM. Leroy-d'Etiolles, Pru-
nelle, etc., veulent que l'urine, devenue alcaline,
laisse déposer, autour du calcul d'acide urique,
des phosphates, d'où naît indispensablement un
accroissement rapide. M. Dumas, lui, est porté à
penser le contraire. Ici encore, on le voit, il y a
divergence complète dans l'opinion de ceux qui
se sont occupés de cette question. On soutien-
drait avec une égale chance de succès le pour et
le contre, s'il ne s'agissait que de citer les auteurs
et les observateurs les plus recommandables, et
l'on serait plus en droit que le sceptique révé-

rend père Cotton, qui disait à ses auditeurs, après un sermon : « Maintenant que je vous ai prouvé que Dieu existe, je vais vous prouver, si vous voulez, que Dieu n'existe pas. »

Mais laissons ces assertions contradictoires sur le résultat des boissons alcalines, et voyons ce qu'on peut attendre des injections de cette nature. Scheèle a écrit que les calculs d'acide urique ne produisent rien dans les solutions de carbonates alcalins, et le docteur Prout est de son avis. Dans leur important Mémoire, dont j'ai déjà parlé, MM. Gay-Lussac et Pelouze ne paraissent avoir essayé les carbonates que pour s'édifier sur la valeur de certaines croyances qui ont eu, depuis peu de temps, une assez grande vogue ; mais, comme Scheèle et Prout, ils ont conclu qu'il n'y avait pas lieu de compter sur ces agents pour attaquer sûrement et rapidement, même les concrétions d'acide urique. L'eau de Vichy leur a paru un peu moins mauvaise que les carbonates, et cependant des fragments, pesant tout au plus 10 grammes, sont restés deux mois plongés dans l'une des sources de cet établissement, et n'ont pas assez perdu de leur volume pour ne point excéder le diamètre du canal de l'urètre. Continuer des essais avec ces dissolvants, ce serait vouloir perdre son temps ; la question des carbonates est définitivement jugée par ces lignes que j'emprunte à ces deux habiles chimistes :

« Des fragments très-petits, du poids de 2 décigrammes à 1 gramme, résistent, en général, plus d'un mois à l'action de l'eau saturée de carbonate de soude, et élevée à la température de 30 à 40° centigrades.

« La résistance de la plupart des calculs vésicaux est telle, que des débris de la grosseur d'une noisette ne sont désagrégés ou dissous qu'après plusieurs jours d'ébullition dans l'eau contenant 60 grammes par litre de bicarbonate de soude. »

Il est donc positif que la vessie, fût-elle une capacité insensible, toutes ces irrigations seraient sans succès, même après un temps considérable. Le borax est un peu moins lent dans son action, mais il ne mérite pas non plus qu'on fonde sur lui quelque espérance. Voici qui lève tous les doutes :

J'ai fait deux solutions le plus concentrées possible, l'une de carbonate de potasse, l'autre de borax ; je les ai laissées sur les cendres chaudes, et j'y ai plongé de petits fragments de calcul d'acide urique, lesquels pesaient environ 2 décigrammes. Ils n'avaient rien perdu de leur poids après 70 heures ; leur consistance ne m'a pas paru moindre ; ils avaient blanchi à la surface.

Je les ai ôtés pour les mettre dans l'eau distillée froide, et rendue alcaline par un 50e de potasse à cautère; ils ont repris, après quelques minutes, leur couleur jaune rougeâtre, et, au bout de deux heures, ils avaient complétement disparu.

Le savon médicinal, et surtout le savon ordinaire, sont infiniment préférables, comme dissolvants, aux sels que nous venons de passer en revue.

Je ne puis ajouter beaucoup de confiance à l'efficacité de l'eau de chaux que Butter et Langrish ont conseillée. Rutherfood guérit, dit-on, en trois ou quatre mois, par des injections de cette nature, un homme tourmenté d'un calcul volumineux; on en avait reconnu la présence par le cathétérisme, et on en constata la disparition par le même moyen. Cette observation prouve seulement qu'il est de rares et heureuses exceptions où les concrétions vésicales ont une grande tendance à se désagréger. Ce fait est analogue à celui dont M. le docteur Ségalas nous a conservé l'histoire : le calcul, qui était du phosphate de chaux, s'est ramolli seul en onze jours.

De l'eau de chaux nouvellement préparée, et prise chez différents pharmaciens, n'a jamais pu dissoudre des parcelles de concrétions d'acide urique, et cependant je les y ai laissées des semaines entières. Aussi Langrish, que je viens de citer, y ajoutait un peu de potasse caustique; les animaux qu'il soumit à ces injections les supportèrent parfaitement. Je pense que les solutions où entre seulement la potasse sont préférables. Ainsi, dans une solution au titre que j'ai déjà indiqué, un 50ᵉ ou 2 pour 100 de potasse, j'ai mis un fragment de 1 décigramme; deux minutes après, il était réduit à la moitié de son poids; alors je me suis hâté de jeter dans le verre une forte pincée de carbonate de potasse, ce qui a retardé de plus d'une heure la dissolution de la dernière moitié du petit calcul.

D'après ces faits, il est pour moi démontré que les menstrues alcalins où entre la potasse caustique sans aucune autre substance, chaux, carbonate, bicarbonate de potasse, etc., etc., sont les seuls auxquels on doive avoir recours.

Je n'ai pas étudié l'action comparative de la soude ou de la potasse; mais, d'après les parolés de nos devanciers, il est probable qu'on peut s'adresser indifféremment à l'un ou à l'autre de ces alcalis.

J'ai parlé plus haut des corpuscules qui s'élèvent à la surface d'un liquide acide dans lequel on met de petits morceaux d'un calcul phosphatique : nous n'observons plus ce phénomène avec les liquides alcalins. Les concrétions d'acide urique s'y fondent en totalité, car les matières organiques qui les forment en partie, fibrine, albumine, mais surtout le mucus, sont solubles dans les alcalis. Ceci explique l'influence que les solutions de potasse ou de soude, de chaux, et même des carbonates alcalins, peuvent exercer à la longue sur les pierres de compositions les plus variées. Cette influence est même assez prompte sur les phosphates, et le calcul devient réellement friable, surtout si l'on emploie la potasse ou la soude caustiques.

Au premier abord, on serait disposé à croire que les concrétions urinaires d'oxalate de chaux qui, selon Fourcroy et Vauquelin, contiennent plus de substance animale qu'aucune autre, sont sensibles au contact des alcalins; malheureusement, leur étonnante densité met la théorie en défaut : leur dissolution est encore plus lente par les alcalis que par les acides.

La chaleur, cet auxiliaire si puissant des réactifs acides, devrait aussi venir en aide à l'action des alcalins; mais, soit que le liquide chauffé ait plus de tendance à se carbonater, soit que réellement la transformation de l'acide urique en urate n'augmente pas très-notablement par le calorique, je n'ai pas observé de différence bien tranchée dans le résultat, entre ces deux états. Il me semble donc que les irrigations alcalines sont presque aussi énergiques à la température ordinaire ou à 20° ou 25° qu'à 40°, et qu'il est, sous tous les rapports, plus prudent de les employer à peine tièdes.

Quant au repos ou à l'agitation du liquide, nous avons encore à enregistrer ici un grand avantage pour l'irrigation. J'ai maintes fois mis de faibles fragments de calcul d'acide urique dans deux petits flacons d'eau alcaline; je remuais à chaque instant l'un d'eux et je laissais l'autre en place; constamment les fragments du premier flacon étaient dissous avant ceux du second. Si j'ai bien vu, ce rapport serait à peu près comme 2 est à 3.

Il me resterait à examiner, avant de passer outre, quelle est l'activité dissolvante du menstrue alcalin, comparativement à celle du menstrue acide ; en d'autres termes, si un calcul phosphatique, pesant par exemple 30 grammes, disparaîtra plus rapidement par l'effet des irrigations acides, qu'un calcul urique ayant le même poids et soumis à l'influence du liquide alcalin. Cette question est trop difficile à résoudre, surtout quand on n'agit que sur des débris; de plus, la densité variable des concrétions urinaires fera osciller les produits. Néanmoins, il est positif pour moi que les irrigations acides, surtout celles où entre l'acide sulfurique, amènent un effet plus prompt que les alcalines ; c'est-à-dire qu'un calcul phosphatique d'une once sera plus vite détruit qu'un calcul urique du même poids. Mais, comme presque constamment celui-ci est petit, tandis que celui-là est volumineux, il y a une espèce de compensation.

En supposant que les malades puissent supporter ce mode de traitement, combien de temps faudra-t-il pour les débarrasser de l'une ou de l'autre de ces concrétions? Les mêmes raisons qui m'ont empêché de répondre catégoriquement à la question précédente, me défendent encore de m'avancer ici sans la plus grande réserve. Les morceaux de calculs phosphatiques sur lesquels j'ai agi, soit dans des flacons bouchés, soit dans des membranes, n'avaient pas plus de 10 à 12 grammes ; ceux d'acide urique étaient encore moindres ; les premiers disparaissaient après une heure ou une heure et demie d'irrigation ; les seconds, au bout de deux heures environ, auraient facilement franchi le canal de l'urètre. Il faut observer ici qu'on est dans des circonstances défavorables lorsqu'on agit sur de petites quantités, et que, plus les surfaces sont étendues, plus l'opération doit marcher rapidement. Ainsi, un fragment d'acide urique pesant un gramme a perdu environ 20 centigrammes de son poids au bout d'un quart d'heure, tandis qu'un fragment de 20 centigrammes seulement, et plongé au même instant que le précédent dans la solution de potasse, n'a pas diminué de plus de 10 centigrammes après le même laps de temps; il en sera proportionnellement de même suivant la grosseur des concrétions urinaires.

Après tout, je crois qu'un jet continu de liquide aurait raison en sept ou huit heures des calculs les plus gros, phosphatiques, et peut-être uriques, qui sont accessibles aux instruments lithotriteurs.

Pour les concrétions d'oxalate de chaux, il n'y a pas lieu d'espérer qu'en une ou deux séances, même de plusieurs heures, on puisse en venir à bout; il en faudra un grand nombre; cependant, dès que leur surface aura été attaquée, la difficulté diminuera notablement. En effet, les couches internes offrent beaucoup moins de résistance aux réactifs acides, que celle qui forme l'enveloppe mamelonnée des calculs muraux. Cette enveloppe a ordinairement le poli et la dureté du verre, elle est entièrement réfractaire à une longue immersion dans les alcalis; au-dessous d'elle, au contraire, l'immersion a quelque prise :

preuve incontestable d'une moindre densité, le mucus de ces couches internes se rapprochant un peu des conditions où il se trouve dans les calculs phosphatiques. Cela ne veut pas dire que la potasse et la soude sont indiquées ici, car c'est uniquement aux solutions acides qu'il faut se fier pour user les concrétions murales, ce qui n'a lieu encore qu'avec lenteur. Heureusement cette variété de pierre est moins fréquente que les espèces précédentes et n'atteint presque jamais un très-grand volume.

N'est-il pas digne de remarque que la lithotomie ait, dans ce dernier cas, presque autant d'avantages que la lithotritie et l'irrigation vésicale, tandis qu'elle ne peut soutenir la comparaison avec ces deux méthodes lorsque le calcul est un phosphate? Je laisse à décider laquelle, de la lithotritie ou de la taille, est préférable pour les concrétions uriques; mais, assurément, ici encore le traitement par irrigation devrait venir en première ligne.

Pourquoi donc l'injection vésicale est-elle tombée dans l'oubli, malgré les efforts constants de quelques expérimentateurs pour l'ériger en méthode, et malgré les cas de guérison enregistrés çà et là dans les annales de la science?

Ces causes d'insuccès étant connues, ne pourrait-on pas les éviter et poser désormais des règles qui assureraient à ces travaux l'importance que les médecins leur accordent déjà par une sorte de prévision?...

CAUSES DES REVERS DES DISSOLUTISTES.

La première objection qu'on a faite aux dissolutistes est celle-ci : « Supposons même que « l'emploi des liquides acides et alcalins ne soit « suivi d'aucun inconvénient, comment savoir le « lithontriptique que l'on doit employer lorsqu'on « ne connaît pas la nature du calcul que l'on « cherche à détruire? » Ces paroles, que j'emprunte à M. Orfila, qui est en même temps médecin et chimiste, sont celles d'un homme prudent et qui connaît à fond la question. Mille autres ont eu cette crainte et ont été arrêtés par elle ; mais accordez-moi que l'on puisse manier sans danger les réactifs, et tout embarras cessera, puisqu' en ayant d'abord recours à mon liquide acide, j'arriverai, en l'absence de toute autre donnée, à la connaissance de la composition de la concrétion, et cela six fois au moins sur sept. Cette grande difficulté de diagnostic étant résolue, nous n'avons donc plus qu'à examiner si la concession qu'on vient de nous faire est acceptable.

Avant que l'expérience eût prononcé, il était

aisé de prévoir que, sauf de rares exceptions, les malades ne supporteraient pas ces irrigations vésicales. Un très-petit calcul phosphatique et peu dense pourra bien être dissous chez un sujet fort, dont la vessie est saine et nullement irritable ; mais toutes ces conditions réunies sont très-rares, et si les irrigations ne devaient être applicables que pour ces exceptions, il ne faudrait plus s'en occuper. MM. Gay-Lussac et Pelouze n'ont agi que sur des débris de calcul laissés à dessein dans la vessie après l'opération du broiement ; une seule fois, ils ont vu un de ces fragments se dissoudre dans une eau légèrement acidulée. Chez la plupart des autres malades, on a craint d'augmenter l'inflammation, ou au moins l'irritation qui déjà manifestait sa présence, et l'on s'est sagement arrêté.

Combien de circonstances fâcheuses ne se réunissent-elles pas ici pour contre-indiquer cette opération ? La vessie ne supporte point long-temps une simple injection d'eau pure, surtout chez les personnes qui ont déjà cet organe un peu altéré, ce qui est à peu près constant pour tous les calculeux. Pendant mon internat dans le service de mon maître M. Lisfranc, j'ai soigné des malades qui ne gardaient un verre d'eau ordinaire que quelques instants, et cependant il

y a loin de là à une irrigation qui distend considérablement et continuellement les parois vésicales. Si l'on considère que de plus, le liquide
employé est acide ou alcalin, on concevra l'impossibilité de continuer longtemps de pareilles
manœuvres. Les produits des sécrétions sympa-
thisent avec les parties qui les sécrètent, sur les-
quelles ils glissent et où ils s'accumulent; l'urine,
qui par son contact protégerait la muqueuse,
arrive bien ici en plus grande quantité, mais le
liquide de l'injection l'enlève, la force à sortir
avec lui, ou l'étend dans une telle masse que le
réservoir urinaire n'est réellement en contact
qu'avec le réactif. Bientôt le mucus vésical, cette
autre barrière plus efficace et plus naturelle encore, est dissous, emporté, et l'épithélium lui-
même, fût-il complétement sain, ce qui est très-
rare, on le sait, ne tardera pas à être attaqué. La
cystite est imminente, et si l'on insiste, le malade
va courir les plus grands dangers. Les contractions
de l'organe ainsi irrité ne tardent pas à rendre
impraticable l'essai de l'introduction de quelques
gouttes de liquide. D'ailleurs, si la vessie se laisse
encore distendre facilement, le jet va frapper sa
paroi postérieure plutôt que son bas-fond où est
la pierre; de plus, ce jet se trouve amorti par l'eau
qui est déjà entrée, et l'on est privé d'un auxi-

liaire indispensable pour la dissolution ou la désagrégation. Si au contraire l'organe tend déjà à
revenir sur lui-même, il enchatonne pour ainsi
dire le calcul, et vous avez alors l'inconvénient
de n'attaquer le corps étranger que par une portion de sa surface. Un ou plusieurs petits fragments se séparent-ils?... ils gagnent le fond de la
vessie et ne viennent que par hasard se présenter à l'œil de sortie de la sonde à double courant.
L'irrigation est-elle terminée?... on est contraint
de se livrer à des investigations pénibles pour le
patient, afin de retrouver le calcul et de chercher à apprécier la diminution qu'il a pu subir :
appréciation très-infidèle, il faut en convenir.

Toutes ces causes d'insuccès, et il en existe
encore d'autres probablement, ne nous permettent point d'accepter la concession qui nous a
été faite, et nous dirons, en retournant la proposition de M. Orfila : la connaissance positive de
la nature du calcul fût-elle acquise, les agents
chimiques en irrigations vésicales ne réussiront
pas à attaquer et à détruire une concrétion d'un
volume même médiocre.

Récapitulons les principaux motifs qui font
échouer cette opération, et examinons si l'on ne
peut lui faire subir des modifications qui lui
assureraient la réussite.

Nous signalons donc comme s'opposant au succès des irrigations :

1° La distension de la vessie;

2° La disparition des fluides naturels, mucus et urine qui lubrifient la muqueuse, cause principale d'irritation et d'inflammation;

3° L'absence d'un courant continuel et rapide baignant immédiatement le calcul;

4° L'impossibilité qu'éprouvent les fragments à sortir par la sonde;

5° La difficulté d'apprécier par le cathétérisme à quel point on est parvenu, après une ou plusieurs séances.

Toutes ces contre-indications disparaissent si l'on substitue aux irrigations vésicales immédiates les irrigations vésicales médiates; en d'autres termes, si l'on parvient à isoler la concrétion urinaire et à agir directement sur elle, abstraction faite de la muqueuse et des parois de la vessie.

LITHYMÉNIE.

Il me semble que tous les médecins ont dû se demander souvent, au milieu de leurs méditations scientifiques, s'il ne serait pas possible de mettre, entre les calculs et la cavité urinaire, une barrière qui permît de pousser sans danger des agents puissants sur ces corps étrangers afin d'en obtenir le départ. Si cette idée ne se trouve dans aucun ouvrage de l'antiquité ou du moyen âge, c'est que probablement elle a été jugée aussi impraticable que vulgaire. De nos jours on a, dit-on, construit un réseau métallique imperméable, pour renfermer le calcul, et l'attaquer ensuite par des réactifs énergiques. (Roche et Sanson, etc.) Je suis encore à comprendre comment on peut faire un réseau semblable, l'introduire dans la vessie, y injecter sans crainte un acide concentré, et le fermer ensuite. M. Charrière lui-même ne le comprend pas davantage, et l'on doit s'applaudir qu'une pareille idée n'ait pas été suivie de l'exécution.

Je viens aujourd'hui proposer un instrument pour isoler la pierre, et la traiter par les lithontriptiques, mais tellement affaiblis, comme on l'a vu plus haut, que le danger serait à peu près nul lors même qu'ils toucheraient accidentellement la muqueuse urinaire.

Dès le mois d'août 1845, j'avais versé dans de petits sacs de boyau de mouton des solutions acides et alcalines, et j'avais observé que tous les liquides qui ont servi jusqu'alors aux dissolutistes n'étaient pas assez forts pour altérer les parois de mes membranes. J'avais aussi inventé une espèce de sonde qui me permettait d'introduire dans la vessie un condom, de l'y déployer, et d'y loger la pierre, etc., etc. Bientôt je me procurai des calculs, je fis des expériences nombreuses, et je me convainquis que les réactifs ordinaires n'avaient pas assez d'action pour dissoudre rapidement les concrétions vésicales; qu'il fallait y suppléer par la quantité et la rapidité du jet, etc., etc.; je pensai donc, non à enfermer la pierre dans un petit, mais bien dans un long sac, qui pût ressortir par le canal de l'urèthre et dans lequel les irrigations auraient lieu. Cette condition de la sortie de l'ouverture de la membrane est indispensable; d'autres peuvent avoir songé comme moi à l'emploi des enveloppes non métalliques, mais si l'on n'y joint pas la méthode de l'irrigation, ce système n'a pas de chances d'avenir.

Laissons là cette question de priorité, et avant d'aborder la description de mon *hyménophore* (porte-membrane, de ὑμήν, membrane, et φέρω, je porte) et du procédé opératoire, donnons quelques détails sur la résistance des membranes aux dissolutions lithontriptiques, et sur le phénomène de l'exosmose.

J'ai employé particulièrement des condoms, mais il serait peut-être aussi avantageux d'avoir recours à des intestins desséchés de divers animaux. J'avais regardé d'abord comme indispensable la présence d'un infundibulum, tel que celui de l'appendice cœcal, mais j'ai reconnu depuis qu'un segment intestinal lié fortement à l'un de ses bouts par un fil de soie serait tout aussi bon et tout aussi sûr (1). Avant de répéter les expériences chimiques qui ont été faites sur les calculs, j'avais voulu constater jusqu'à quel point ces membranes peuvent résister à l'action des alcalis et des acides. Une solution de potasse caustique, à l'énorme dose d'un dixième, ne les ramollit sensiblement qu'après un contact de plusieurs heures, et les solutions acides au même degré ne les ont jamais perforées; cependant je les y ai abandonnées jusqu'à l'entière évaporation; les

(1) Mihi in aurem quod sequitur insusurrare fas sit : nunquàm istarum membranularum mercaturam fraude maculosam esse prænoscissem ; sæpè, propter dignitatem, clam ex circumforaneis propolis hanc comparationem petivi, et, ut medicus, fallaciam sanitati multorum civium pestiferam patefacere meum est. Frustrà urbium administratio meretrices invigilat : lues venerea illas lacescere potest postridiè inspectionis, et prætereà hæ miseræ non solæ contaminatæ et formidandæ exstant. Multum quoque interesset fabricatores et venditores membranarum attentè observare et illos severà mulctà mulctare cum possiderent mercem quæ dolo omnes cautiones inanes et etiam funestas efficit. Facilè membranulas explorabitis : si aquam calidam eis infundetis, subitò aperientur si agglutinatæ sunt; etenim frequenter infundibulum nil est nisi apertura gummi aut alterà materià artificiosè operta.

poches sont même devenues plus résistantes. Bien plus, c'est que si dans une membrane prête à se rompre au moindre effort, par l'effet long-temps continué des liquides alcalins , vous versez une solution acide, après quelques instants le tissu a repris une force telle que les secousses, l'action des doigts, l'impression même des ongles ne peuvent le déchirer. J'ai augmenté la densité des liquides acides, et la perforation n'a pas encore eu lieu. Pour que cela arrivât, la concentration devrait être telle, que la membrane se crispât et se racornît; or, c'est à peine si un acide pur, étendu dans une ou deux fois son poids d'eau distillée, produit ce résultat. Aussi, quand nous proposons des solutions acides au vingtième, nous sommes aussi certain de la résistance des membranes que si leurs parois étaient de verre ; nous affirmons qu'un semblable liquide injecté pendant un ou deux jours, sans discontinuité, n'y occasionnerait aucune altération, et leur don-nerait même plus de consistance.

Il ne serait pas prudent de continuer long-temps des injections intra-membraneuses avec les solutions de potasse ou de soude au dixième; le ramollissement serait à craindre, surtout si on ne revenait pas promptement à des irrigations acides qui rendent le ton au tissu affaibli.

Mais nous sommes loin d'être obligés d'avoir recours à un pareil dissolvant ; il vaut mieux mener l'opération un peu plus lentement, et rester dans une complète sécurité. Nos dissolutions, où la potasse n'entre que pour 2 à 3 grammes sur 100, ont encore assez d'énergie sur les concrétions urinaires, et n'en ont que bien peu sur nos petits sacs. Il est certain que l'eau distillée, même seule, finirait par produire une espèce de macération que la potasse favorise encore ; mais peu nous importe, ce ramollissement ne se prononce d'une manière évidente qu'au bout de trois ou quatre jours, et nous n'aurons jamais lieu de prolonger nos séances plus de deux ou trois heures. Par conséquent, si les malades voulaient qu'on allât plus loin, il n'y aurait pas encore la moindre crainte à concevoir. De plus, je me suis assuré dernièrement chez les boyaudiers, qu'on peut préparer des sacs excessivement minces dans leur longueur et très-épais dans leur fond, et l'on établit ainsi ceux dont je me sers depuis quelque temps.

Je suis aussi tranquille, grâce à ces essais, qu'un architecte qui, après avoir construit un pont, le voit résister à une charge décuple de celle qu'il doit jamais supporter.

Dès que j'ai eu reconnu que les liquides acides

et alcalins, suffisant à la destruction des calculs, pouvaient être infiniment plus faibles que ceux dont je m'étais servi pour éprouver mes enveloppes membraneuses, j'ai renoncé à expérimenter avec des solutions concentrées, et les plus fortes ont été celles où l'acide entrait pour un dixième, et la potasse pour un vingtième; dose encore bien supérieure, on le voit, à celle de nos lithontriptiques. A ces titres, les liquides introduits dans de bons condoms et suspendus au-dessus d'un verre, ne laissent pas en général suinter une seule goutte, même après quarante-huit heures; cependant le sac qui renferme l'alcali peut alors commencer à se laisser pénétrer : si l'ouverture est béante, la pénétration est plus lente que si l'on y a appliqué une ligature. Posées ainsi remplies pendant un jour sur une planchette de sapin ou une feuille de papier, ces membranes les rendent à peine humides; mais il n'y a pas d'apparence de liquide, même si l'on y regarde avec une forte loupe. Néanmoins, ici commence un phénomène qui serait plus promptement produit si les sacs étaient plongés dans l'eau. La langue appliquée sur ces petites outres y perçoit une saveur, peu prononcée, il est vrai, mais positive, qui décèle la qualité de la solution. Les papiers réactifs humides y contractent une légère teinte si on les y

applique un certain temps. Plongés dans l'eau
froide et surtout tiède, ces petits sacs lui trans-
mettent un goût un peu acide au bout de vingt
minutes, et le goût alcalin un peu plus tard. Il y
a donc exosmose, et la muqueuse vésicale ne serait
pas tout à fait à l'abri du contact des agents chimiques, si le mucus et l'urine ne devaient rester
là pour la protéger. De plus, il n'est pas impossible de diminuer et même de rendre presque
nulle cette propriété qu'ont les tissus membra-
neux de se laisser traverser ; pour cela, il suffit
de les enduire de certaines substances. La téré-
benthine et l'acide tannique ne m'ont pas donné
de résultat satisfaisant ; l'huile a très-peu d'effet,
surtout si l'injection est chaude ; l'axonge atteint
mieux ce but : le liquide extérieur, quoique tiède,
n'est pas sensiblement acide au bout de deux
heures ; le cérat m'a encore mieux réussi. Très-
probablement une combinaison d'huile et de
blanc de baleine, dont on mettrait plusieurs couches et en dedans et en dehors, serait aussi un
excellent liniment. Le sperma ceti fond à 44°
68, la cire à 68° ; ces deux substances doivent donc
être préférées aux huiles employées seules, ou aux
autres corps gras, qui demandent un degré de
calorique moins élevé pour entrer en fusion. On
pourra se fixer promptement sur ce point, mais

je m'en suis déjà assez occupé pour ne pas re-
douter l'effet de l'exosmose. Je n'ai pourtant pas
pris de grandes précautions; je me suis contenté
de frictionner légèrement mes condoms avec un
peu de cérat au moment même où j'allais y ver-
ser mes solutions.

Quoique l'urine soit plus concentrée que les
liquides lithontriptiques, je crois que le mouvement très-rapide, opéré à l'intérieur du sac par
l'irrigation, annulera en grande partie le passage des solutions à travers ses parois : une condition me paraissant essentielle à l'établissement
de ces courants, c'est l'état de repos des deux
fluides. L'obstacle apporté par la présence du
corps gras s'opposera presque complétement,
surtout au commencement de l'opération, au
passage du réactif par exosmose dans le milieu
qui baigne extérieurement les membranes. Enfin, les phénomènes chimiques variés qui se produisent quand les condoms plongent dans l'urine,
m'ont paru anéantir complétement le résultat de
l'exosmose. L'on n'a donc pas à craindre que l'a-
cide ou l'alcali soit transporté en nature sur la
muqueuse vésicale, ce qui se produirait peut-
être à la longue si le liquide extérieur était de
l'eau pure, et non le produit de la sécrétion
rénale.

Hyménophore. J'ignore quel est le mécanisme des instruments qui ont servi à saisir les calculs et à les emprisonner dans un réseau métallique, ou une autre enveloppe; mais je suis persuadé qu'ils ne remplissaient pas les conditions que nous réclamons, et qui sont les suivantes. Pour qu'un pareil procédé mérite l'attention des hommes sérieux, il est indispensable qu'il procure des avantages dont les autres méthodes sont privées. 1° Le diamètre de la sonde conductrice devra être beaucoup plus petit que celui des instruments lithotriteurs, ce qui permettra son introduction, sans dilatation préalable des voies urinaires, chez tous les adultes, à moins de complications, et même chez les enfants qui n'ont pu profiter des bénéfices de la lithotritie, à cause de l'étroitesse du canal de l'urèthre à cette époque de la vie. 2° Le bout de cette sonde sera courbe dans une étendue de deux à trois centimètres; on sait que le cathétérisme par les instruments rectilignes est extrêmement difficile, et presque impossible pour les médecins qui ne s'occupent pas spécialement du traitement des maladies de la vessie. 3° Cette sonde conductrice constituera à elle seule tout l'appareil, et n'aura pas une série d'articulations, de vis, etc., etc., qui compliquent les opérations et les rendent souvent impraticables. 4° La recherche du calcul sera très-facile, et la partie de l'instrument qui devra le saisir offrira une dilatation infiniment plus grande que les branches des lithopriomes; on pourra donc charger des pierres très-volumineuses. 5° Pendant la manœuvre, qui sera de très-peu de durée, on ne sera jamais exposé à pincer ou à froisser les parois du réservoir de l'urine.

Toutes ces conditions se trouvent réunies, à mon avis, dans un instrument dont j'ai donné le modèle à M. Charrière, et qu'il a exécuté avec le rare talent qu'on lui connaît; on peut en diminuer à volonté le calibre et la longueur, suivant l'âge et le sexe du sujet. La description succincte que j'en fais ici, et tout ce que je dirai plus loin, s'appliquent principalement au cas où il s'agit de pratiquer l'opération sur un homme adulte. Cette sonde, semblable pour le diamètre à nos petites sondes de trousses, a 26 centimètres de long; elle est légèrement recourbée à son extrémité, dans une étendue de 3 centimètres, et se termine par un bec ou bouton, traversé d'une vis très-fine, placée transversalement. A partir de ce bouton, toute la paroi inférieure manque complétement dans une longueur de 6 centimètres, et forme une véritable gouttière, qui a encore 4 centimètres de plus, mais en se contournant

latéralement, et à gauche. Voici donc tout sim-
plement une sonde qui, au lieu d'avoir deux œils
latéraux, offre une grande gouttière oblique de
10 centimètres. De plus, une série de 4 à 5 centimètres de petits trous est pratiquée, à partir du
bouton de la sonde, sur le rebord gauche de cette
gouttière. Un ressort très-élastique, fixé à la petite
vis, est placé dans toute la portion inférieure de
la gouttière, puis le long de l'instrument, dans
un petit canal particulier, et sort même par le
haut, qu'il dépasse de 10 à 12 centimètres; toute
cette portion libre porte les graduations du mètre.
On conçoit aisément qu'en faisant glisser de haut
en bas le ressort, qui prend son point d'appui sur
le bec de l'instrument, on formera une anse au niveau de la gouttière, et qu'en l'enfonçant de 6,
7, etc. centimètres, on obtiendra une ouverture
plus ou moins considérable. Il ne s'agit donc plus
que de fixer sur cette ouverture le pourtour du
condom, qui doit être préalablement coupé obli-
quement dans la moitié de la circonférence,
qu'on borde alors d'un fil de cordonnet, et dont
toute la partie enlevée est remplacée par un peu de
filet en soie fine, torse et solide. A partir du lieu où
cesse le filet, et du côté gauche, on coud la membrane aux petits trous que présente le rebord
de la gouttière; le reste de cette ouverture, qui

est sans filet, est contourné en spirale sur le ressort, sur lequel on glisse enfin toutes les mailles
du filet, comme les anneaux de nos rideaux de
fenêtres sur la tringle qui les supporte. Si j'ai
clairement exposé ce mécanisme, il est facile de
comprendre ce qui se passe quand on presse le
ressort; l'anse se forme, les petits anneaux s'é-
cartent, la membrane devient béante, et constitue une sorte de cercle, qui n'est brisé que
dans la partie qui correspond à la sonde. Veut-
on agir en sens contraire, on retire le ressort,
l'anse se ferme, les petits anneaux suivent, et se
logent aussi dans la portion inférieure de la gouttière. Voici maintenant à quoi sert la partie laté-
rale de cette même gouttière : c'est par elle qu'on
passe dans l'intérieur de l'instrument tout le
corps de la membrane qui a été trempée dans un
corps gras et roulée, à l'aide d'un cordon plat
qu'on retire dès qu'elle a pris la forme; c'est par
elle, quand le calcul est saisi, que sort cette membrane qui est poussée dans la vessie par un petit mandrin boutonné et creux, qui atteint jusqu'au niveau des petits trous de la gouttière, où
il sert à diriger au besoin quelques cuillerées
d'injection pour faire cheminer le calcul jusqu'au
fond de la poche. (*Voir la planche.*)

Tout étant ainsi disposé, voici comment le

corps étranger devra être saisi et isolé par mon *hyménophore*. Le malade étant à demi couché, les jambes fléchies sur les cuisses et les cuisses sur le bassin, on introduit doucement la sonde jusque dans la vessie; alors on glisse les doigts index et médius droits, dans deux anneaux placés latéralement à la partie supérieure de l'instrument, la paume de la main regarde en haut. On va à la recherche du calcul en procédant d'avant en arrière, d'arrière en avant, et transversalement de gauche à droite, en déprimant doucement le bas-fond de l'organe. Dès qu'on croit avoir connaissance de la concrétion urinaire, on se garde de frapper dessus pour savoir si elle donne un son mat ou clair; on la laisse, au contraire, à droite de l'instrument, et avec le pouce de la main occupée, ou si l'on ne peut y atteindre on se sert de la main gauche, on presse lentement sur l'extrémité supérieure du ressort; l'anse s'ouvre peu à peu, et aussitôt on fait exécuter à la main droite un mouvement de bascule tel, que l'anneau latéral droit devient supérieur, et celui de l'autre côté inférieur; l'ouverture du sac agit alors comme une espèce de cuiller, et vient se placer immédiatement au-dessous du calcul, tandis que la portion de la gouttière qui est à gauche de la sonde regarde directement en bas. Quelques petits mouvements de va-et-vient qu'on fait exécuter au ressort apprendront si le corps étranger est saisi, et soit avant de refermer l'anse, soit après l'avoir refermée, ce qui est préférable, on pousse dans la vessie le corps de la membrane, ensuite ramenant l'instrument dans sa situation primitive, on essaye de le dégager. Si on éprouve un peu de résistance, on lui imprime quelques légères secousses, on pousse même dans la cavité du petit mandrin laissé en place de 30 à 60 grammes d'eau tiède ou d'huile, et l'on retire bientôt l'hyménophore. Le sac qui l'a suivi vient présenter son orifice à l'entrée et au delà du canal de l'urèthre; son fond se trouve derrière le pubis, au-dessus de la prostate et contient le calcul. J'ai toujours vu, sur le cadavre, qu'une membrane de 20 à 22 centimètres avait une longeur suffisante pour parcourir chez l'homme toute l'étendue de l'urèthre, quoiqu'une pierre de plus de 5 centimètres de diamètre fût logée dans sa cavité. La largeur et la longueur du sac devront d'ailleurs varier suivant les indications. Si chez l'homme la turgescence accidentelle de la verge rendait dans quelques cas la membrane trop courte, il n'y aurait nul inconvénient à la laisser rentrer un peu dans le canal, pourvu qu'un fil de soie fût attaché aux petits anneaux du filet pour la retenir, et la sonde à double courant introduite préalablement dans sa cavité. Cette introduction a lieu dans tous les cas sans la moindre difficulté ; l'instrument doit être d'un certain volume pour que son bec ne soit pas exposé à s'arrêter dans les plis du sac, qui est parfois un peu tordu sur lui-même, malgré toute l'attention possible. La longueur, le diamètre et la courbure de cette sonde à double courant seront en tout semblables à ceux d'une sonde de femme ; on voit que ce n'est pas l'instrument de Hales, à proprement parler.

Le succès est attaché aux deux conditions essentielles que présente mon hyménophore : 1° faire pénétrer l'orifice de la membrane avant son corps et son bas-fond, et en opérer le développement à l'aide même de la concrétion urinaire et d'une faible injection ; 2° ramener son ouverture à l'extérieur. En effet, si elle est tombée entièrement dans la vessie, avant qu'on aille à la recherche du corps étranger, elle flottera de tous côtés, s'interposera le plus souvent entre la partie agissante de l'instrument et le calcul, et rendra ce temps de l'opération très-embarrassant ; on ne réussira qu'une fois sur dix, et par hasard ; d'un autre côté, l'irrigation soutenue ne peut être pratiquée avec hardiesse que par une méthode qui

ne laisse aucun doute sur la continuité et l'intégrité du sac : on ne peut obtenir ce résultat que
par le procédé de l'invagination membraneuse
dans le canal de l'urèthre. Tout autre système
expose à de graves accidents et contre-indique les
irrigations des liquides même très-affaiblis; on ne
les remplacerait point par des solutions plus fortes
poussées seulement par injection, car les mêmes
difficultés subsisteraient encore pour bien assurer et maintenir les rapports entre la sonde et le
sac ou opérer l'occlusion complète de ce dernier ;
et cela serait possible, que l'énergie plus considérable du réactif ne compenserait pas la perte oc-
casionnée par l'absence de l'irrigation ; et puis,
l'exosmose deviendrait redoutable.

Notons encore que par notre méthode, les injections préalables d'eau tiède seront souvent super-
flues, le développement de l'instrument et les
autres manœuvres n'exposant jamais à léser les
parois vésicales, ni même à froisser la muqueuse.

Inutile de faire remarquer que de petits calculs échapperont quelquefois à cet instrument,
malgré sa précision ; alors on aurait recours sur-
le-champ à un autre hyménophore, le même ne
pouvant être chargé une seconde fois à cause de
la membrane qui, dès qu'elle est mouillée, ne saurait rentrer et glisser librement dans sa cavité.

A dater du moment où les irrigations commenceront, tout se passera presque à l'insu du malade; le liquide ne distendra point les parois de l'organe; il baignera directement et rapidement la concrétion vésicale. L'accumulation de l'urine qui ne tardera pas à se faire derrière le bas-fond du sac, permettra de pousser le piston avec force et de donner au jet toute l'impulsion possible; elle annulera le résultat de l'exosmose si les onctions avec les corps gras ne l'ont pas entièrement masquée. La fatigue n'est donc probable qu'après une longue séance; mais rien n'empêche de retirer la sonde de Hales et de laisser reposer le patient une, deux heures et même davantage, en conservant le reste de l'appareil pour recommencer dès qu'on le jugera à propos. Cette fatigue ne se manifestera même, très-probablement, que dans le cas où la sécrétion urinaire distendrait la vessie outre mesure. L'excrétion se fera alors naturellement dès que la sonde à double courant aura été enlevée, et si cela était impossible, on glisserait une très-petite sonde en argent entre le canal et la membrane. Jamais, nous l'avons prouvé, un bon sac, bien préparé, ne peut se perforer et laisser passer le lithontriptique dans la cavité de l'organe; si pourtant on avait des craintes à ce sujet, on s'assurerait aisément de la vérité.

On explore la région sus-pubienne; la palpation
et la percussion indiquent-elles une réplétion de
la vessie? on ôte la sonde de Hales, et l'on introduit la petite sonde en argent dont nous venons
de parler; l'urine sort-elle? l'irrigation est conti-
nuée; est-ce le réactif? la membrane est remplacée
par une meilleure.

Bien que je sois convaincu que ce motif n'o-
bligera jamais à faire le changement d'un petit sac,
il est cependant des circonstances qui nécessite-
ront cette substitution, et avant tout, par conséquent, le retour du calcul dans la cavité de la vessie. Par exemple, la destruction n'ayant pas eu lieu
en une seule séance (et il en sera toujours ainsi
pour les concrétions d'oxalate de chaux et souvent
même pour celles d'acide urique), comment agira-
t-on afin de chasser la pierre du bas-fond de la
membrane, et de pouvoir ramener celle-ci à l'extérieur? On saisira avec les doigts de la main gauche le pourtour du sac et on cherchera à l'attirer à soi, tandis que la main droite poussera la
sonde de Hales sur le calcul, ou sur le bas-fond
de la membrane qui se déchirera tantôt selon sa
largeur, tantôt selon sa longueur; mais, dans la
première hypothèse, un fragment sera entraîné
dans la vessie avec la pierre. On évite cet inconvénient en ayant soin, lorsqu'on prépare les sacs,

de nouer fortement à leur fond et extérieurement un fil de soie très-solide, qu'on colle tout le long de leurs parois jusqu'à leur orifice, et qui va même jusqu'au haut de l'hyménophore et en dehors. Ce fil sert à ramener la portion de la membrane qui serait tombée accidentellement comme nous venons de le supposer. Mais un autre moyen de dégager le calcul, et qui me réussit beaucoup mieux, est celui-ci : la sonde de Hales est enlevée, la membrane est amenée à l'extérieur le plus que faire se peut, et on l'incise transversalement aussi près que possible du méat urinaire, après avoir refoulé la verge; le poids de la pierre entraîne le reste dans la vessie, mais le fil de soie, qu'on a eu soin de ménager en faisant l'incision, procure la sortie du sac qui vient alors, non du côté de son orifice, mais par son bas-fond, après avoir basculé sur lui-même, de sorte que sa partie postérieure devient antérieure, et *vice versâ*.

On aurait pu m'adresser une objection par rapport au temps de la manœuvre où, le calcul étant saisi, le dégagement de l'hyménophore ne serait pas possible. En effet, la membrane pourrait se trouver pincée entre le mandrin et la cavité de l'instrument, accrochée dans la gouttière, etc., etc. On se hâtera alors de rouvrir l'anse et de lui faire décrire un demi-cercle de haut en bas et de droite à gauche. Presque constamment le calcul retombera aussitôt, et l'anse étant effacée le sac reviendra, soit pelotonné, soit étendu, mais, dans tous les cas, avec facilité. Si, par une exception qui ne s'est encore présentée à moi qu'une seule fois, ce que nous venons de conseiller n'était pas suivi du succès, on exercerait des tractions sur le bout du fil qui, après avoir longé extérieurement l'instrument et la membrane, va s'attacher à l'infundibulum. Bientôt on verrait cet infundibulum au méat urinaire, et, en le saisissant et l'attirant fortement, le sac se romprait dans tout son pourtour au niveau du filet; il n'y aurait plus qu'à retirer l'un après l'autre, ou même ensemble, la membrane et l'hyménophore.

Pour résumer promptement ce travail, et présenter en un instant toutes les particularités qui échappent au milieu des détails et des descriptions de toute espèce, supposons qu'on soit décidé à traiter un calculeux par la *lithyménie*.

Le médecin tiendra compte de l'âge du malade, de l'époque où remonte l'apparition des premiers symptômes, de leur nature, de leur intensité, de la couleur de l'urine, de son action sur les papiers réactifs, de sa densité, de son odeur, etc., etc. Si de petites concrétions ont été rendues et qu'on les lui soumette, il les plongera dans notre solution acide, et ensuite dans la solution alcaline. En un mot, il faut apporter la plus scrupuleuse attention pour diagnostiquer non-seulement l'existence du calcul, mais même arriver, s'il se peut, à la connaissance de sa composition. Vient ensuite le cathétérisme qu'on pratiquera, non avec une sonde ordinaire, mais avec l'hyménophore; on cherchera le corps étranger et on le saisira comme il a été dit plus haut. Si tous les renseignements précédents n'ont rien appris sur sa nature, on sera au moment de l'opération qui permettra l'appréciation la plus sûre à laquelle il ait été donné d'arriver jusqu'à présent. La sonde de Hales sera dirigée sur le calcul, le touchera, le heurtera infailliblement, parcourra sa surface, dont les inégalités, s'il en existe, seront facilement appréciées; les plis de la vessie ne viendront pas rendre cette exploration douloureuse, difficile et infructueuse.

Admettons que, malgré tout cela, l'on ne soit pas encore bien fixé sur le diagnostic de la composition intime de la concrétion urinaire, on commencera alors l'irrigation avec le liquide acide. Le canal de retour de la sonde à double courant versera le lithontriptique dans une petite poche d'étoffe de soie, et bientôt l'absence ou la présence de fragments de sulfate de chaux indiquera s'il faut continuer ou changer la solution. Dans cette dernière hypothèse, l'emploi du menstrue alcalin sera suspendu de temps en temps pour revenir au précédent. Nous savons, en effet, qu'il est des calculs de couches successives de nature diverse, et qu'il ne serait pas impossible de rencontrer une lame de phosphate tribasique sous une lame d'acide urique, quoique le contraire soit la règle, et que cette règle ne souffre que peu d'exceptions.

En suivant la marche que nous venons de tracer, on aura promptement raison des concrétions urinaires; mais il est certain que, dans quelques rares circonstances, on pourra douter si la pierre est de l'acide urique ou de l'oxalate de chaux. MM. Lisfranc et Blandin, à qui j'ai parlé dernièrement de l'embarras où ce doute pourrait jeter, n'ont pas désapprouvé un moyen que je propose : ne serait-il pas avantageux de faire ici une simple injection acide, de fermer le sac, et, deux heures environ après, de recevoir dans un verre le liquide de cette injection ? Il est certain que de petites pellicules rouge brun nageront dans le réactif si la concrétion est oxalique. Au contraire, il ne s'y remarquera rien si elle est urique, et toute difficulté sera levée.

Je ne vois pas non plus pourquoi on n'enve-
lopperait pas ainsi, pour des journées entières, les
calculs muraux ; on arrêterait par là leur accroissement ; on épargnerait aux malades les douleurs
cruelles occasionnées par leurs saillies souvent
pointues et acérées, et enfin on les détruirait peu
à peu par macération dans le réactif acide. L'inconvénient de laisser la membrane dans le canal
de l'urètre serait plus que compensé par tous
ces avantages. Après tout, je ne craindrais pas de
la pousser en totalité dans la vessie, en ne rete-
nant à l'extérieur que le fil de soie, qui servirait
à la ramener quand il faudrait la changer. A
l'amphithéâtre tout cela a réussi au delà de mes
espéranees.

Quelle que soit la nature du calcul, lorsqu'il
ne sera primitivement qu'un petit noyau, ou
qu'on l'aura réduit à ce point par les lithontriptiques, on essayera de l'attirer au dehors en lui
faisant franchir avec la membrane toute la longueur de l'urètre. Cela abrégera singulièrement
la durée du traitement, surtout si ce noyau est
de l'oxalate de chaux, et à plus forte raison
quand la matière qui le constitue est à peu près
inattaquable par nos solutions : morceaux de
bois, balles, fragments de tuyaux de pipe, de ti-
ges de plantes, de baromètre, etc., etc.

La lithyménie me semble donc satisfaire à toutes les indications, puisqu'en se plaçant, comme on le voit, dans les circonstances les plus épineuses, il y a toujours lieu de compter sur elle, et qu'elle répond à toutes les objections. D'ailleurs, les assertions produites dans ce Mémoire ne sont pas le fruit de vues purement spéculatives, mais bien de travaux sérieux, entrepris depuis longtemps, et sur le cadavre, et dans le laboratoire de chimie; aussi je les soumets avec confiance à l'appréciation des hommes qui furent mes maîtres et qui seront toujours mes modèles, et à celle du monde médical.

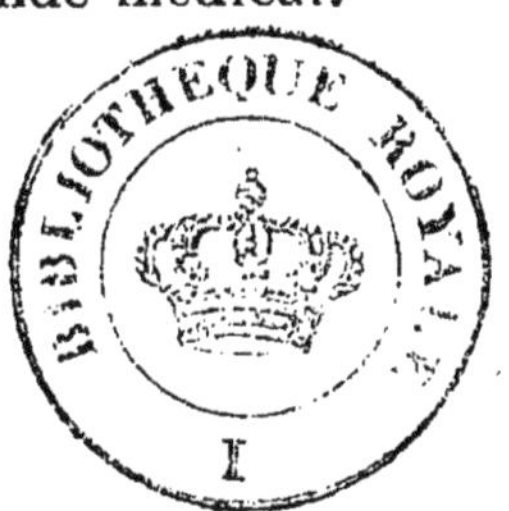

FIN.

LITHYMÉNIE.

Fig. 1. Hyménophore sans membrane; l'instrument est ouvert; les lignes ponctuées indiquent la position du ressort quand il est fermé.

Fig. 2. Sonde pour pousser la membrane et faire de petites injections.

Fig. 3. Hyménophore ouvert avec sa membrane sortant de la cavité.

Fig. 4. Hyménophore vu de l'autre côté; la membrane est entièrement sortie et présente son ouverture.

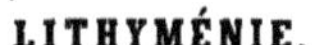